国家卫生健康委项目资金监管服务中心　组织编写

普通肺结核患者健康管理服务质量监控与评价手册

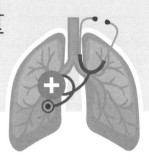

主　审　张朝阳　郭　岩　曾云光

主　编　姜世闻

副主编　俞　鸯　张　本　高永鑫　吉木木甲

人民卫生出版社

·北京·

图书在版编目（CIP）数据

普通肺结核患者健康管理服务质量监控与评价手册 /
国家卫生健康委项目资金监管服务中心组织编写. —北
京：人民卫生出版社，2022.10

ISBN 978-7-117-33698-7

Ⅰ. ①普… Ⅱ. ①国… Ⅲ. ①肺结核－防治－监测－
手册②肺结核－防治－评价－手册 Ⅳ. ①R521-62

中国版本图书馆 CIP 数据核字（2022）第 184422 号

人卫智网	www.ipmph.com	医学教育、学术、考试、健康，
		购书智慧智能综合服务平台
人卫官网	www.pmph.com	人卫官方资讯发布平台

普通肺结核患者健康管理服务质量监控与评价手册
Putong Feijiehe Huanzhe Jiankang Guanli Fuwu Zhiliang
Jiankong yu Pingjia Shouce

组织编写：国家卫生健康委项目资金监管服务中心
出版发行：人民卫生出版社（中继线 010-59780011）
地　　址：北京市朝阳区潘家园南里 19 号
邮　　编：100021
E - mail：pmph @ pmph.com
购书热线：010-59787592　010-59787584　010-65264830
印　　刷：三河市潮河印业有限公司
经　　销：新华书店
开　　本：889×1194　1/32　印张：4
字　　数：107 千字
版　　次：2022 年 10 月第 1 版
印　　次：2022 年 11 月第 1 次印刷
标准书号：ISBN 978-7-117-33698-7
定　　价：36.00 元

打击盗版举报电话：010-59787491　E-mail：WQ @ pmph.com
质量问题联系电话：010-59787234　E-mail：zhiliang @ pmph.com
数字融合服务电话：4001118166　E-mail：zengzhi @ pmph.com

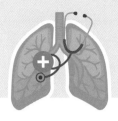

前　言

　　2017 年 10 月起，国家卫生健康委与盖茨基金会合作启动了中国 - 盖茨基金会农村基本卫生保健项目。项目预计实施 5 年（即 2017 年 10 月—2022 年 10 月），项目覆盖了四川、山西、湖北和河南 4 省的 13 个县，核心内容是探索重点疾病人群的健康管理模式。经各级遴选，重点疾病确定为当地主要致贫的慢性疾病，包括高血压、糖尿病和普通肺结核等。

　　肺结核患者健康管理服务主要在河南省洛阳市的宜阳县和嵩县，三门峡市的渑池县，以及湖北省恩施土家族苗族自治州的恩施市、咸丰县和巴东县等地开展，于 2020 年 7 月启动。结合结核病防治的特点，本项目重点探索了基于基本卫生保健服务的结核病患者健康管理的有效模式和工作机制，致力于减轻由肺结核所致健康危害和个人经济负担，助力健康扶贫和健康县（市）的建设。为更好地开展肺结核患者健康管理的服务质量监控与评价工作，国家卫生健康委项目资金监管服务中心组织编写了《普通肺结核患者健康管理服务质量监控与评价手册》。

　　本手册为我国第一部普通肺结核患者健康管理服务的质量监控与评价手册，多数指标是首次提出，也对指标的应用与评价进行了详细的说明。本手册主要供开展普通肺结核患者诊治管理地区的同道们参考和借鉴。

　　本书的编写过程中得到王黎霞、刘晓云、高孟秋、张慧、刘小秋、徐彩红、杜昕、陈伟和贺晓新等专家和教授们的悉心指导，特表谢意！

编　者

2022 年 5 月

3

目 录

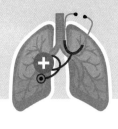

第一部分

概　　述

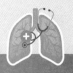

1. 监控与评价

1.1 监控

监控（monitoring）是一种持续性的调查活动，通过对记录文档、执行方的定期报告及有关信息监测系统的跟踪检查，系统地收集资金的使用情况、项目的进展情况和目标实现程度等信息。其目的是为项目实施提供持续不断的反馈信息，以发现问题，调整方案，总结经验。

监控须贯穿项目实施的全过程，自项目启动开始，至项目完结时结束，是一项基础性、连续性、反馈性的工作。监控范围覆盖了项目的全部活动内容，只要有活动，就须有监控。监控工作可能不是项目中工作量最大的任务，但绝对是覆盖领域最广的任务。

1.2 评价

评价（evaluation）是以目标为依据，通过一定的标准和手段，对活动过程和结果的质量进行判断，即对活动及其结果进行测量、分析和评定的过程。因此，评价也可以分为过程评价、结果评价和效果评价。

（1）过程评价：用来衡量项目实施的进度、质量（包括投入、活动和产出）及完整性。过程评价结果主要用于指导项目的改进措施，从而提高项目实施的有效性。

（2）结果评价：是对项目目标实现程度的测评。通过测量目标人群卫生服务利用结果及目标人群的健康状态的改变等，评估项目活动所产生的影响。

（3）效果评价：用来了解项目活动对整体社会结果所产生的影响。效果评价的开展，需要严谨的设计并包含复杂的数据收集和分析过程。它不是一种常规的评价方法，只在一些特殊情况下被采用。

1.3 监控与评价的重要意义

项目中的监控和评价工作（monitoring and evaluation，简称M&E）可以概括为，综合运用社会学、统计学和流行病学方法，对项目内容的执行情况及成果进行跟踪和评估。监控和评价工作对于项目的实施具有重要意义，体现在：一是定期了解项目的执行进度，发现问题，分析原因，从而采取有针对性地改进或纠偏措施，不断提高执行效果；二是评判项目目标的实现程度，为项目总结及成果展示提供必要的佐证。

2. 逻辑框架

2.1 逻辑框架的概念

逻辑框架法（logical framework approach，LFA）是项目策划与过程管理的方法，目的在于提高项目的规划和实施质量，它强调项目的目标与目标人群，并通过监控与评价以确保实施质量。目前，逻辑框架法在国际上广泛应用于项目或活动的策划、分析、管理和评价。

2.2 逻辑框架的内容

逻辑框架包含了项目实施活动的全部要素，归纳了目标、目的、投入、活动、产出、结果和影响等层次的关键信息及其因果关系，是实施项目监督与控制的基础依据。

（1）目标（goal）：是指项目拟达到的总预期，即项目宏观计划、政策和方针等所指向的整体目标。

（2）目的（objective）：也称为项目的具体目标，是指项目的直接结果，是项目立项的重要依据，一般应考虑项目为受益目标群体带来的效果，主要是社会和技术方面的成果和作用。

（3）投入（input）：是指用于项目的各种资源，如政策、资金、人力、物资、设备、管理和专业技能等。

（4）过程／活动（activity）：是指为实现项目目标、目的和产出而开展的具体行动，包括要做什么和怎么做。

（5）产出（output）：是指由于开展活动而得到的明确的产品或服务，通常表述为可计量的名词。

（6）结果（outcome）：是指因为活动实施而带来的变化，如增加、减少、提高或维持等。

（7）效果（impact）：又称为影响，是指活动所带来的长期结果或效果，包括直接或间接的、预期或未预期的、正面的或负面的、主要的或次要的等，一般指计划长期目标的实现情况。

2.3 逻辑框架的关系

通过应用逻辑框架法来确立项目目标层次间的逻辑关系，可以分析项目的效率、效果、影响和持续性。

（1）项目的效率评价：主要反映项目投入与产出的关系，即反映项目把投入转换为产出的程度，也反映项目管理的水平。

（2）项目的效果评价：主要反映项目的产出对项目目的和目标的贡献程度。

（3）项目的影响分析：主要反映项目目的与最终目标间的关系，评价项目对当地社区的影响和非项目因素对当地社区的影响。

（4）项目可持续性分析：主要通过项目产出、效果、影响的关联性，找出影响项目持续发展的主要因素，并提出相应的措施和建议。

3. 指标体系

3.1 指标体系的概念

为评判逻辑框架内容的实现程度，需要遴选出一系列相应的指标来反映，这些指标相对独立又相互联系，其构成的有机整体称为指标体系（indication system，IS）。指标体系是监控与评价工作的具体内容。

3.2　指标的遴选

指标体系中的指标,对应逻辑框架中各层级的内容,且各层级的指标数量应有所平衡。要确定适宜的指标,目前通常是遵循 SMART 原则,SMART 是 5 个英文单词首字母的缩写:S代表明确的(specific),即指标定义清晰,不产生歧义;M 代表可衡量的(measurable),有确定的评价基准对其进行衡量和分析;A 代表可实现的(achievable),即在现实条件下可以收集到相关证据;R 代表相关的(relevant),即指标与所评价的内容要相关,能够为管理提供有用信息;T 代表有时限的(time bound),即有确定的时间范围。

第二部分
肺结核患者健康管理服务监控与评价

1. 流程和内容

  肺结核患者分为普通肺结核患者和利福平耐药肺结核患者，本手册中提及的肺结核患者均为普通肺结核患者，包括利福平敏感肺结核患者和耐药性未知肺结核患者。肺结核患者健康管理分为以下七个环节，即疑似遴选、患者诊断、健康评估、干预方案制订、干预方案实施、随访随诊和健康再评估，具体流程见图1。

  1.1 疑似遴选（推介和筛查） 是指为下列人员进行结核病症状筛查和转诊的过程。这些人员包括：因肺结核可疑症状到结核病定点医疗机构就诊的患者；基层医疗卫生机构推介的和主动筛查发现的肺结核症状者；非定点医疗机构发现的肺结核患者和疑似患者。

  1.2 患者诊断 是指上述患者到结核病定点医疗机构进行检查和诊断的过程。检查包括：胸部影像学检查、实验室病原学检查和其他必要的检查。通过综合检查结果按照相应的标准进行诊断。

  1.3 健康评估（治疗前的检查） 是指活动性肺结核患者在接受治疗前进行相应检查的过程。这些检查包括抗结核药物敏感性试验、肝功能等实验室检查和临床检查，医生将根据检查和临床评估结果确定治疗方案。

  1.4 干预方案制订（制订治疗方案） 是指医生将根据综合评估结果确定干预方案。干预方案包括医疗干预和非医疗干预。医疗干预主要是抗结核药物治疗和相应的辅助治疗。非医疗干预包括创造治疗疾病的良好环境,根据患者的病情和意愿采取相应的单纯的生活干预方式,辅助患者治疗。

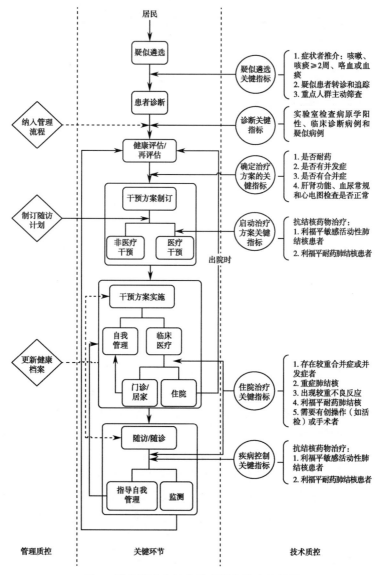

图1 肺结核患者健康管理服务基本流程图

1.5 干预方案实施(实施治疗与管理) 是指实施上述干预方案,包括临床治疗和自我管理。临床治疗,即利福平敏感或耐药性未知肺结核患者的治疗,以门诊治疗为主,对一些病情复杂的患者,包括存在较重合并症或并发症者、出现较重不良反应者等,需要住院治疗。自我管理,通过对患者进行培训,掌握自我管理的方法,在基层医生的指导下,进行自我管理。

1.6 随访随诊(治疗期间随访与检查) 是指接受抗结核药物治疗的患者,每月到县级结核病定点医疗机构进行复诊,在随访复诊时按照肺结核患者临床路径的要求接受检查,根据病情的进展和检查结果,确定下一步的治疗方案,领取抗结核药品。

1.7 健康再评估(停止治疗时检查与评价) 是指患者停止治疗时,要进行治疗转归评价,以痰涂片或痰培养检查作为肺结核患者治疗转归判定的主要依据。对评估结果为治愈、完成治疗和死亡等的患者,停止管理;治疗失败和失访等患者,进行再评估,进入继续管理的再循环环节。

2. 逻辑框架

肺结核患者健康管理服务的监测与评价逻辑框架,可以形象化地将肺结核患者健康管理服务的组成部分展现出来,即肺结核患者健康管理服务活动(过程)的开展需要哪些投入,开展的活动可有哪些产出,肺结核患者健康管理服务活动最终能够有什么样的短期和长期的结果。监控与评价框架的建立,有助于深入了解及分析影响肺结核患者健康管理服务实施的主要因素之间的内在联系,对于制订和实施完善的监控与评价计划也至关重要。围绕肺结核患者健康管理搭建的监测与评价逻辑框架,见表1。

表1　肺结核患者健康管理服务的监控与评价逻辑框架

投入	过程/活动	产出	结果	效果
● 政策 ● 经费 ● 设备 ● 技术规范 ● 人员及培训 ● 督导与考核	● 开展疑似病例遴选 ● 开展肺结核患者诊断 ● 为肺结核患者实施健康评估 ● 为肺结核患者制订干预措施 ● 实施肺结核患者干预措施 ● 为肺结核患者实施健康再评估 ● 提供免费治疗药品和基本检查 ● 录入肺结核患者的管理信息 ● 开展健康教育 ● 实施感染控制	● 适宜的初诊患者占人口的比例 ● 提高患者诊断质量 ● 提供准确的患者健康评估 ● 提供适宜的治疗方案 ● 提高患者治疗和管理质量 ● 确保患者及时有效地停止治疗或再治疗 ● 不间断的药品供应和基本的免费检查 ● 完善的登记报告信息 ● 提高结核病知识水平 ● 减少结核感染的风险	● 患者发现率提高 ● 患者治疗成功率提高 ● 患者经济负担降低	● 患病率下降 ● 发病率下降 ● 死亡率下降 ● 患者家庭灾难性支出的比例降低

3. 指标体系的建立

　　基于"肺结核患者健康管理服务的监控与评价逻辑框架"，本手册按照投入、过程（活动）和产出、结果和效果层级详细分析，提出了相关的评价指标。

3.1 实施肺结核患者健康管理服务投入

　　由于实施肺结核患者健康管理服务的每个环节基本上都涉及制定技术规范、筹资政策、人力资源、设备条件等，因此，不再分环节分析投入的内容,在此做一个总的投入分析,以减少各个领域分述投入的重复性。投入及对应评价指标见表2。

表2 开展肺结核患者健康管理服务所需要投入的内容与评价指标

投入	指标
政策制定	1.1 下发免费检查和治疗政策县(区)的比例
	1.2 制定基层医务人员激励政策县(区)的比例
	1.3 将肺结核纳入门诊慢/特病报销县(区)的比例
	1.4 肺结核患者住院报销比例达到70%县(区)的比例
结核病防治 经费投入	2.1 结核病防治总经费人均投入
	2.2 中央、省和地市对本县(区)结核病防治经费人均投入
	2.3 本县(区)级财政结核病防治经费人均投入
机构和实验 室检测能力	3.1 县(区)肺结核患者诊治单位类型的构成比
	3.2 开展痰涂片检查县(区)实验室的比例
	3.3 开展分子生物学检测县(区)实验室的比例
制订/转发 技术规范	4.1 制订/转发技术规范县(区)的比例
结核病防治 人员的数量	5.1 县(区)疾控机构每10万人口结核病防治人员的数量
	5.2 县(区)定点医疗机构每10万人口结核病防治人员的 数量
	5.3 乡镇卫生院/社区卫生服务中心每万人口结核病防治 人员的数量
	5.4 村卫生室/社区卫生服务站每千人口结核病防治人员 的数量
人员培训	5.5 县(区)疾控机构人员接受培训率
	5.6 县(区)定点医疗机构人员接受培训率
	5.7 乡镇卫生院/社区卫生服务中心医生接受培训率
	5.8 村卫生室/社区卫生服务站人员接受培训率
质量督导和 考核	6.1 对结核病定点医疗机构督导计划完成率
	6.2 对结核病定点医疗机构考核完成率
	6.3 对基层医疗卫生机构督导计划完成率
	6.4 对基层医疗卫生机构考核完成率
	6.5 建立定期考核机制县(区)的比例

3.2 开展疑似病例遴选

根据开展疑似病例遴选活动的特点，设定活动的过程指标和产出指标，见表3。

表3 开展疑似病例遴选活动的过程与产出评价指标

活动	过程指标	产出指标
基层推介肺结核可疑症状者	7.1 基层推介肺结核可疑症状者到位率 7.2 基层推介肺结核可疑症状者到位检查率	7.3 基层推介肺结核可疑症状者肺结核检出率 7.4 基层推介诊断的肺结核患者占登记肺结核患者的比例
病原学阳性密切接触者症状筛查和检查	8.1 病原学阳性密切接触者症状筛查率 8.2 有症状病原学阳性密切接触者接受结核病检查率	8.3 有症状病原学阳性密切接触者肺结核检出率 8.4 密接筛查诊断的肺结核患者占登记肺结核患者的比例
老年人肺结核可疑症状筛查和检查	8.5 老年人肺结核可疑症状筛查率 8.6 有肺结核可疑症状的老年人接受检查率	8.7 有肺结核可疑症状的老年人肺结核检出率 8.8 老年人筛查诊断的肺结核占登记肺结核患者的比例
糖尿病患者肺结核可疑症状筛查和检查	8.9 糖尿病患者肺结核可疑症状筛查率 8.10 有肺结核可疑症状的糖尿病患者接受检查率	8.11 有肺结核可疑症状的糖尿病患者肺结核检出率 8.12 糖尿病患者筛查诊断的肺结核占登记肺结核患者的比例
入学新生结核病检查	8.13 小学和非寄宿制初中入学新生肺结核可疑症状筛查率 8.14 小学和非寄宿制初中入学新生有肺结核可疑症状学生接受检查率 8.16 寄宿制初中和寄宿制高中入学新生结核菌素检查率 8.17 寄宿制初中和寄宿制高中入学新生结核菌素试验强阳性接受结核病检查率 8.19 大学入学新生结核病体检检查率	8.15 小学和非寄宿制初中有肺结核可疑症状入学新生肺结核检出率 8.18 寄宿制初中和寄宿制高中结核菌素试验强阳性入学新生肺结核检出率 8.20 大学入学新生肺结核检出率 8.21 入学新生筛/检查诊断的肺结核占登记肺结核患者的比例

续表

活动	过程指标	产出指标
HIV 感染者 /AIDS 患者结核病检查	8.22 HIV 感染者 /AIDS 患者结核病检查率	8.23 HIV 感染者 /AIDS 患者肺结核检出率 8.24 HIV 感染者 /AIDS 患者检查诊断的肺结核占登记肺结核患者的比例
报告肺结核患者和疑似患者转诊和追踪	9.1 报告肺结核患者和疑似患者转诊率 9.2 未到位患者追踪率	9.3 报告肺结核患者和疑似患者转诊到位率 9.4 未到位患者追踪到位率 9.5 报告肺结核患者和疑似患者的总体到位率 9.6 到位患者诊断为活动性肺结核的比例
初诊情况	10.1 门诊初诊人数占全人口数的比例	10.2 初诊患者确诊为肺结核患者比例 10.3 活动性肺结核患者来源构成比

3.3 开展肺结核患者诊断

根据开展肺结核患者诊断活动的特点,设定活动的过程指标和产出指标,见表 4。

表 4　开展肺结核诊断活动的过程与产出评价指标

活动	过程指标	产出指标
实验室病原学检查	11.1 痰涂片检查的盲法复检覆盖率	11.2 痰涂片检查盲法复检不合格实验室的比例
	11.3 初诊患者痰标本合格率 11.4 初诊患者痰涂片检查率 11.5 初诊患者免费痰涂片检查率 11.6 活动性肺结核患者痰分子生物学检测率 11.7 涂阴肺结核患者痰分子生物学检测率	11.8 活动性肺结核患者病原学阳性率 11.9 活动性肺结核患者痰涂片检查阳性率 11.10 活动性肺结核患者分子生物学检测阳性率 11.11 涂阴肺结核患者痰分子生物学检测阳性率

续表

活动	过程指标	产出指标
实施免费胸部 X 线摄影检查	12.1 初诊患者胸部 X 线摄影检查率	12.2 初诊患者免费胸部 X 线摄影检查率
病原学阴性诊断	12.3 病原学阴性肺结核诊断小组组建率 12.4 病原学阴性患者经诊断小组诊断率	12.5 病原学阴性肺结核规范诊断比例
报告和登记	13.1 发现的活动性肺结核患者漏登记率 13.2 肺结核患者和疑似肺结核患者报告率	13.3 登记活动性肺结核患者数量年递降（增）率 13.4 肺结核患者发现率 13.5 肺结核患者出现症状到确诊的时间间隔中位数 13.6 单纯结核性胸膜炎患者占登记肺结核患者的比例 13.7 非户籍肺结核患者占当地登记患者的比例 13.8 老年肺结核患者占登记肺结核患者的比例

3.4 为肺结核患者实施健康评估和制订干预措施

根据开展肺结核患者健康评估和制订干预措施活动的特点，设定活动的过程指标和产出指标，见表 5。

表 5 开展肺结核患者健康评估活动的过程与产出评价指标

活动	过程指标	产出指标
药物敏感性检测	14.1 病原学阳性患者抗结核药物敏感性检测率	14.2 利福平敏感患者的比例 14.3 利福平耐药未知患者的比例
初、复治结核患者情况的判定	14.4 复治患者占肺结核患者的比例	14.16 接受非医疗干预服务患者的比例

续表

活动	过程指标	产出指标
治疗前的检查	14.5 治疗前肝功能检测率 14.6 治疗前肾功能检测率 14.7 治疗前血常规检测率	
并发症情况的判定	14.8 咯血发生率 14.9 气胸发生率 14.10 心功能不全发生率	
合并症情况的判定	14.11 合并糖尿病患者的比例 14.12 合并硅沉着病患者的比例 14.13 合并 HIV/AIDS 患者的比例 14.14 合并结核性胸膜炎患者的比例 14.15 合并肺外结核患者的比例	

3.5 实施肺结核病患者干预措施和随访随诊

根据实施肺结核病患者干预措施和随访随诊活动的特点，设定活动的过程指标和产出指标，见表 6。

表 6 实施肺结核患者干预措施和随访随诊活动的过程与产出评价指标

活动	过程指标	产出指标
患者接受治疗	15.1 肺结核患者接受治疗率	15.2 肺结核患者在县（区）级定点医疗机构接受治疗的比例
实施标准 / 合理治疗方案	15.3 实施标准 / 合理治疗方案患者的比例 15.4 抗结核固定剂量复合制剂使用率 15.6 二线抗结核药物不合理使用率	15.13 病原学阳性患者治疗 2 个月末痰菌阴性率
门诊 / 住院治疗模式选择	15.5 实施住院治疗患者的比例	17.8 患者规则服药率
治疗期间检查	15.7 治疗 2 个月末、5 个月末和疗程结束时查痰率 15.8 在治疗 2 个月末和疗程结束时胸部影像学检查率 15.9 治疗期间血常规检查率 15.10 治疗期间肝功能检查率 15.11 治疗期间肾功能检查率 15.12 治疗期间视力视野检查率	17.9 患者规范管理率

续表

活动	过程指标	产出指标
优惠政策的落实	16.1 门诊治疗患者享受门诊慢 / 特病等医疗保险政策的比例 16.2 住院患者享受结核病特殊报销政策的比例 16.3 患者免费抗结核药物使用率 16.4 治疗期间免费痰涂片检查率 16.5 治疗 2 个月末和疗程结束时免费胸部 X 线摄影检查率	
跨区域管理	17.1 跨区域肺结核患者到位信息反馈率 17.2 跨区域肺结核患者到位率 17.3 跨区域肺结核患者转出比例	
患者自我管理	17.4 患者电子药盒督导服药使用率 17.5 患者微信督导服药使用率	
基层医务人员督导管理	17.6 基层人员第一次入户访视率 17.7 基层医务人员采用微信督导管理率	

3.6 辅助肺结核患者健康管理服务活动

辅助肺结核患者健康管理服务的活动包括：患者诊治信息管理、健康教育和实施感染控制。根据这三项活动的特点，设定活动的过程指标和产出指标，见表 7。

表 7　开展辅助管理活动的过程与产出评价指标

活动	过程指标	产出指标
患者诊治信息管理	18.1 报告信息及时率 18.2 报告信息完整率 18.3 病案记录与监测系统的一致率 18.4 村级医生上传患者管理信息的比例	18.5 进行季度信息通报的比例
健康教育	19.1 发放结核病健康教育材料人均份数 19.2 肺结核患者接受自我管理手册的比例 19.3 通过微信结核病知识传播率 19.4 肺结核患者治疗前接受健康教育率 19.5 《小手拉大手 致家长的一封信》发放率 19.6 《小手拉大手 致家长的一封信》家长回执回收率	19.7 大众结核病防治核心知识知晓率 19.8 肺结核患者结核病防治核心知识知晓率

活动	过程指标	产出指标
实施感染控制	20.1 病原学阳性患者实施家庭紫外线灯消毒的比例 20.2 病原学阳性患者实施消毒片痰液消毒的比例	20.3 患者家庭成员中发生结核病的比例

3.7 结果评价

按照"肺结核患者健康管理服务监控与评价的逻辑框架",我们将为肺结核患者实施健康再评估,包括在结果评价中。根据结果评价的原则,对患者发现和治疗管理的最后结果进行分析,提出评价指标,见表8。

表 8　实施肺结核患者健康管理服务结果和效果的评价指标

类别	内容	指标
结果	患者发现	13.4 肺结核患者发现率 13.5 肺结核患者出现症状到确诊的时间间隔
	治疗转归	17.10 活动性肺结核患者成功治疗率 17.11 病原学阳性患者治愈率 17.12 病原学阴性患者完成治疗率 17.13 活动性肺结核患者因结核病的病死率 17.14 活动性肺结核患者治疗失败率 17.15 活动性肺结核患者失访率
	医疗费用负担	16.6 住院费用不同支付来源的构成比(含自付比例) 16.7 次均住院费用 16.8 门诊全程治疗费用不同支付来源的构成比(含自付比例) 16.9 次均门诊费用 16.10 全程治疗费用不同支付来源的构成比(含自付比例)
效果	疫情	21.1 估算肺结核发病率 21.2 肺结核患者报告发病率 21.3 肺结核死亡率 21.4 初治肺结核患者耐多药/利福平耐药率 21.5 复治肺结核患者耐多药/利福平耐药率
	患者医疗经济负担	16.11 患者因结核病诊疗导致家庭灾难性支出的比例

4. 肺结核患者健康管理服务指标体系的特点

（1）逻辑清晰，简明易懂，能够比较全面地向人们展示被评价的肺结核患者健康管理服务的总体状况、变化过程及可持续发展情况，从而有助于：①决策者了解并重视肺结核患者健康管理服务提供的关键问题和优先发展领域；②引导政策制定者不仅关注出台政策，也注重促进政策间的协调；③帮助政策制定者和决策者及时评估政策措施、系统结构、资源配置、工作部署等方面的有效性，并更好地调整完善。

（2）较为完整全面、充分地考虑了政策制定、经费投入、技术策略和管理方式等方面，并纳入对应的指标。

（3）体系中指标数量适宜，整体指标能够完整反映相关情况，而关键指标则数量精炼，易于操作。各指标具有较强的可测性和可比性。定量指标数据来源明确，计算方法简明易行；定性指标则有相应明确的量化方法。

（4）与结核病防治规划的指标体系保持一致，并对规划中的指标逐条细化了评价内容，部分指标根据需要，做了进一步发展。例如，规划指标笼统为重点人群筛查率，本体系详细地叙述老年人和糖尿病等人群的指标，并增加了肺结核可疑症状者率和检出率等；同时，根据项目的特点增加了一些项目所需的评价指标，例如基层医务人员采用微信督导管理率等。

5. 指标的分级和应用

5.1 指标分级

本手册中的指标按照重要程度，划分为三个层级：一级为关键指标；二级为主要指标；三级为一般指标。本手册所列的评价指标共计 161 个，其中关键指标 30 个，主要指标 33 个，一般性指标 98 个。具体指标的定义、分级、计算公式、指标评价、资料来源和收集频度等方面，详见本手册"第三部分 指标定义、计算方法及评价"和附件《普通肺结核患者健康管理服务质量监控与评价指标分级、收集频度、参考标准和数据来源一览表》。

5.2 指标的应用要求

一级指标，即关键指标，紧密围绕项目目标，能够最直观有效地反映项目的进程和质量。此类指标均已列入项目的常规监控（监测）与评价报表，原则上每半年填报一次，为必评指标。各级须高度重视，并确保高质量完成指标。

二级指标，即主要指标，是反映项目进程和质量的重要辅助性指标，也是保证项目核心指标实现的基础条件和过程的指标，项目地区要重视这些指标的实现程度。鼓励有条件的地区对这些指标有选择地进行定期评价。

三级指标，即一般性指标，与项目实施的质量有所关联，但更加具体详尽，有助于各地更好地发掘与分析具体问题。因此，有条件的地区可以根据本地需求，特别是结合当地的短板和不足之处，有针对性地选择相关指标进行分析与评价，从而帮助其更好地改进完善。

5.3 指标的来源

本指标体系中的指标主要通过常规信息监测系统、现场调研和专题调查等方法采集，不同途径收集的信息互为补充。其中，我国常规应用的结核病疫情监测信息主要来源于中国传染病网络报告系统（Chinese infectious disease reporting system，IDRS，简称"网络直报系统"）和中国结核病管理信息系统（Chinese tuberculosis information management system，TBMIS，简称"结核病专报"）。随着全民健康保障信息化工程的推广，结核病常规监测系统也将随之进行整合升级。专题调查则主要用于获得常规监测信息系统和现场调研等无法获得的信息和资料，如肺结核患者的经济负担等。

17

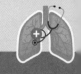

第三部分

指标定义、计算方法及评价

1. 政策制定

1.1 下发免费检查和治疗政策县(区)的比例

定义：指在一定时期，某一地区下发免费检查和治疗政策县(区)的比例。

公式：

$$下发免费检查和治疗政策县(区)的比例 = \frac{下发免费检查和治疗政策县(区)数}{行政区划县(区)数} \times 100\%$$

说明：制定并下发免费检查和治疗政策，包括政府、主管部门或相关部门、疾控中心、定点医疗机构的相关文件、操作流程和技术文件、宣传材料或公告等，含有对肺结核可疑症状者实施免费胸部 X 线摄影和痰涂片检查，以及提供免费的一线抗结核药物的文字描述。

指标评价：该指标能够反映该地区执行国家对肺结核可疑症状者实施免费检查和对肺结核患者提供免费的抗结核药物政策的情况。该项政策的实施，是保证肺结核可疑症状者及肺结核患者享有最基本的结核病控制服务、降低初诊者和确诊患者的经济负担、激励肺结核可疑症状者及时就诊的重要条件，为提高患者发现率起到极大地促进作用。如果此项指标的比例较低[或在县(区)没有实施]，说明相关部门没有落实此项核心的结核病控制优惠政策，则要促进各级政府、卫生健康委和财政等各相关部门加强此项政策的落实。

资料来源:专题调查

收集频度:必要时

注:此项指标,各级用该指标对本级进行评价时采用定性指标评价(即"是"或"否"),国家、省、地(市)级卫生健康及相关部门对所辖区域进行总体评价时采用定量指标。

1.2 制定基层医务人员激励政策县(区)的比例

定义:指在一定时期内,某一地区制定基层医务人员激励政策县(区)的比例。

公式:

$$制定基层医务人员激励政策县(区)的比例 = \frac{制定基层医务人员激励政策县(区)数}{行政区划县(区)数} \times 100\%$$

说明:制定基层医务人员激励政策,包括政府、主管部门或相关部门、疾控中心、定点医疗机构的相关文件、操作流程和技术文件中,含有对基层医务人员激励政策的文字描述即可。

指标评价:该指标能够反映该地区制定基层医务人员激励政策的情况。该项政策的实施,对于激励基层医务人员推介肺结核可疑症状者和管理肺结核患者坚持完成治疗发挥重要的作用。如果此项指标的比例较低[或在县(区)没有实施],说明相关部门没有对此项政策高度重视,因此要促进卫生健康委和财政等部门制定和实施此项政策。

资料来源:专题调查

收集频度:必要时

注:各级卫生健康行政部门用该指标对本级进行评价时采用定性指标评价(即"是"或"否"),国家、省、地(市)级卫生健康及相关部门对所辖区域进行总体评价时采用定量指标。

1.3 将肺结核纳入门诊慢/特病报销县(区)的比例

定义:指在一定时期内,某一地区将肺结核纳入门诊慢/特病报销县(区)的比例。

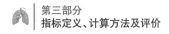
公式：

$$将肺结核纳入门诊慢/特病报销县（区）的比例 = \frac{将肺结核纳入门诊慢/特病报销县（区）数}{行政区划县（区）数} \times 100\%$$

说明：制定并下发肺结核纳入门诊慢/特病报销政策，包括政府、主管部门或相关部门、疾控中心、定点医疗机构的相关文件、操作流程和技术文件中，含有将肺结核纳入门诊慢/特病报销的文字描述即可。

指标评价：该指标能够反映该地区将肺结核纳入门诊慢/特病报销政策的情况。该项政策的实施，一方面有助于住院比例的控制，另一方面会降低患者的经济负担，为保证确诊的肺结核患者坚持完成治疗提供必要的保障。如果此项指标的比例较低［或在县（区）没有实施］，说明相关部门没有对此项政策高度重视，因此要促进政府和医保等部门加强此项政策的落实。

资料来源：专题调查

收集频度：必要时

注：此项指标，各级用该指标对本级进行评价时采用定性指标评价（即"是"或"否"），国家、省、地（市）级对所辖区域进行总体评价时采用定量指标。

1.4 肺结核患者住院报销比例达到 70% 县（区）的比例

定义：指在一定时期内，某一地区提高肺结核患者住院报销比例县（区）的比例。

公式：

$$提高肺结核患者住院报销比例县（区）的比例 = \frac{提高肺结核患者住院报销比例县（区）数}{行政区划县（区）数} \times 100\%$$

说明：制定并下发提高肺结核患者住院报销比例政策（高于普通疾病报销比例即可），包括政府、主管部门或相关部门、疾控中心、定点医疗机构的相关文件、操作流程和技术文件中，含有提高肺结核患者住院报销比例文字描述即可。

指标评价：该指标能够反映该地区提高肺结核患者住院报销比例政策的情况。该项政策的实施，会降低确诊患者住院治疗期间的经济负担，为保证危急重症肺结核患者得到及时而有效的治疗提供条件，可以对提高患者成功治疗率起到极大的促进作用。如果此项指标的比例较低［或在县（区）没有实施］，说明相关部门没有对此项政策高度重视，因此要促进政府和医保等部门加强此项政策的落实。

资料来源：专题调查

收集频度：必要时

注：此项指标，各级用该指标对本级进行评价时采用定性指标评价（即"是"或"否"），国家、省、地（市）级对所辖区域进行总体评价时采用定量指标。

2. 经费投入

此部分经费主要是指常规开展结核病防治工作的专项经费，不包括医保经费、基本公共卫生项目经费和大型建设经费等。

2.1 结核病防治总经费人均投入

定义：指某一地区，在一定时期内，到位的结核病防治专项总经费的人均额度。

公式：

$$\text{结核病防治总经费人均投入（元）} = \frac{\text{同期结核病防治专项经费到位数（元）}}{\text{某一时期某一地区年平均人口数}}$$

指标评价：评价某一地区结核病防治专项经费的投入情况。人均结核病防治经费能体现各级政府对结核病防治工作的重视程度，也便于在不同的时间、区域之间进行比较。如果人均经费投入过低，说明政府和相关部门没有对此项工作高度重

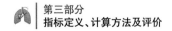

视,因此要促进政府和财政等各相关部门加强结核病专项经费的投入力度,以确保结核病防治各项工作的高质量开展。

资料来源:专题调查

收集频度:每年一次

2.2 中央、省和地市对本县(区)结核病防治经费人均投入

定义:指某一地区,在一定时期内,中央、省、地市拨给本县(区)并到位的结核病防治专项经费的人均额度。

公式:

$$
\begin{array}{l} \text{中央、省和地市对本} \\ \text{县(区)结核病防治} \\ \text{经费人均投入(元)} \end{array} = \frac{\begin{array}{c}\text{中央、省、地市拨给本县(区)并到位的}\\\text{结核病防治专项经费的人均额度(元)}\end{array}}{\text{某一时期某一地区年平均人口数}}
$$

指标评价:评价中央、省和地市对本县(区)结核病防治专项经费的投入情况。可以分中央级、省级和地市级分别进行评价。人均结核病防治经费能体现各级政府对结核病防治工作的重视程度,便于在不同的时间、区域之间进行比较。如果人均经费投入过低,说明各级政府和财政等各相关部门没有对此项工作高度重视,因此要促进各级政府和财政等各相关部门加强结核病专项经费的投入力度,确保结核病防治各项工作的顺利开展。

资料来源:专题调查

收集频度:每年一次

2.3 本县(区)级财政结核病防治经费人均投入

定义:指某一县(区),在一定时期内,本县(区)政府财政部门拨付并到位的结核病防治专项经费的人均额度。

公式:

$$
\begin{array}{l} \text{本县(区)级财政结} \\ \text{核病防治经费人均} \\ \text{投入(元)} \end{array} = \frac{\begin{array}{c}\text{本县(区)政府财政部门拨付并到位的}\\\text{结核病防治专项经费的人均额度(元)}\end{array}}{\text{某一时期某一地区年平均人口数}}
$$

指标评价:评价本县(区)财政结核病防治专项经费的投入

情况。人均结核病防治经费能体现本县(区)政府及财政部门对结核病防治工作的重视程度,便于在不同的时间、区域之间进行比较。如果人均经费投入过低,说明本县(区)政府和财政部门没有对此项工作高度重视,因此要促进本县(区)政府和财政部门加强结核病专项经费的投入力度,确保结核病防治的各项工作顺利开展。

资料来源:常规监测

收集频度:每年一次

3. 机构和实验室检测能力

3.1 县(区)肺结核患者诊治单位类型的构成比

定义:指某一地区,一定时期内,县(区)肺结核患者定点医疗机构单位类型(疾控中心、定点医院、其他)占全部行政区划的比例。

公式:

$$\text{定点医疗机构单位类型的构成比} = \frac{\text{某一类型定点医疗机构(疾控中心、定点医院、其他)的县(区)数}}{\text{辖区内定点医疗机构县(区)数}} \times 100\%$$

说明:如果辖区内有两个定点医疗机构,以负责管理患者数量较多的机构类型进行统计。

指标评价:该指标反映县(区)肺结核患者定点医疗机构单位类型(疾控中心、定点医院、其他)的构成情况。该指标可以按照不同单位类型分别分析,根据县(区)肺结核患者定点医疗机构单位类型的工作开展情况,可进行相应的评价。

资料来源:常规监测

收集频度:必要时

3.2 开展痰涂片检查县(区)实验室的比例

定义:指某一地区,在一定时期内结核病定点医疗机构常规开展痰涂片检查的实验室数占县(区)级结核病定点医疗机构实验室总数的比例。

公式：

$$\text{开展痰涂片检查县}\atop\text{（区）实验室比例} = \frac{\text{县（区）定点医疗机构常规开展}\atop\text{痰涂片检查的实验室数}}{\text{全部县（区）级结核病定点医疗}\atop\text{机构实验室总数}} \times 100\%$$

说明： 分母为结核病定点医疗机构实验室总数，分子为常规开展痰涂片检查的结核病定点医疗机构实验室数。如果 1 个县（区）有 2 个结核病定点医疗机构实验室，则按照 2 个计算。

指标评价： 反映某地区县（区）实验室常规开展痰涂片检查的情况，常规开展痰涂片检查用于初诊患者诊断或疗效随访，是开展病原学诊断的重要技术保证。痰涂片检查是肺结核最基本的诊断方法，尽管分子生物学检测方法已开始普及，但是这种方法也必须保留。因此，要提高痰涂片检查的覆盖率，加强痰涂片检查工作质量的管理，以便提高痰涂片检查的阳性检出率。

资料来源： 常规监测

收集频度： 每年一次

注：此项指标，各级用该指标对本级进行评价时采用定性指标评价（即"是"或"否"），国家、省、地（市）级对所辖区域进行总体评价时采用定量指标。

3.3 开展分子生物学检测县（区）实验室的比例

定义： 指某一地区，在一定时期内，结核病定点医疗机构常规开展分子生物学检测的实验室数占县（区）级结核病定点医疗机构实验室总数的比例。

公式：

$$\text{开展分子生物学检测}\atop\text{县（区）实验室比例} = \frac{\text{县（区）定点医疗机构常规开展}\atop\text{分子生物学检测的实验室数}}{\text{全部县（区）级结核病定点医疗}\atop\text{机构实验室总数}} \times 100\%$$

说明：分母为结核病定点医疗机构实验室总数，分子为常规开展分子生物学检测的结核病定点医疗机构实验室数。如果1个县（区）有2个结核病定点医疗机构实验室，则按照2个计算。

指标评价：反映某地区县（区）实验室常规开展分子生物学检测检查情况，常规开展分子生物学检测检查用于初诊患者诊断，是开展病原学诊断的重要技术保证。它是肺结核最先进的诊断方法。因此，要提高分子生物学检测的覆盖率，加强分子生物学检测工作质量的管理，以便提高分子生物学检测的阳性检出率。

资料来源：常规监测

收集频度：每年一次

注：此项指标，各级用该指标对本级进行评价时采用定性指标评价（即"是"或"否"），国家、省、地（市）级对所辖区域进行总体评价时采用定量指标。

4. 制订技术规范

4.1 制订/转发技术规范县（区）的比例

定义：指某一地区，在一定时期内，制订或转发技术规范的县（区）数占全部县（区）级行政区划总数的比例。

公式：

$$制订或转发技术规范县（区）比例 = \frac{制订或转发技术规范的县（区）数}{县（区）级行政区划总数} \times 100\%$$

说明：制订或转发技术规范，包括卫生健康主管部门、疾控中心、定点医疗机构的相关文件、操作流程和技术文件中，含有执行国家级、省级和地市级结核病技术规范的文字描述即可，或者对国家级、省级和地市级结核病技术规范进行改编，形成本地特色的技术规范。

指标评价：该指标能够反映该地区执行国家级、省级和地

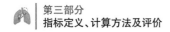
市级的技术规范或制订适合本地特点的技术规范的情况。该项技术规范的实施，会保证实施结核病防治措施标准化，提高整体的结核病防治水平。

资料来源：专题调查

收集频度：必要时

注：此项指标，各级用该指标对本级进行评价时采用定性指标评价（即"是"或"否"），国家、省、地（市）级对所辖区域进行总体评价时采用定量指标。

5. 人员及培训

5.1 县（区）疾控机构每10万人口结核病防治人员数量

定义：疾病预防控制机构从事结核病防治工作的专职人员占同时期内该地区年平均人口数之比。

公式：

$$结核病防治人员数 = \frac{某地区从事结核病防治工作的专职人员数}{同时期内该地区年平均人口数} \times 10万$$

说明：专职人员指用于结核病防治工作时间在50%及以上的人员。

指标评价：评价疾病预防控制机构专职结核病防治人员的配备情况。该指标主要反映了疾病预防控制机构是否根据其职责、工作任务及辖区服务人口数、服务半径、当地疫情和交通情况等因素，合理配置相应的专业技术和管理人员。如果人数较少，会影响结核病防治工作的质量，因此要督促疾控中心增加结核病防治的人员数量，以保证实施结核病防治的工作质量。

资料来源：专题调查

收集频度：每年一次

5.2 县（区）定点医疗机构每10万人口结核病防治人员的数量

定义：定点医疗机构从事结核病防治工作的专职人员与同

时期内该地区年平均人口数之比。

公式：

$$结核病防治人员数 = \frac{定点医疗机构从事结核病防治工作的专职人员数}{同时期内该地区年平均人口数} \times 10\ 万$$

说明： 结核病防治人员门诊和住院的医护人员、实验室结核病检测人员、公共卫生管理和监测等人员。专职人员指用于结核病防治工作时间在50%及以上的人员。

指标评价： 评价定点医疗机构专职结核病防治人员的配备情况。该指标主要反映了定点医疗机构是否根据其职责、工作任务及辖区服务人口数等因素，合理配置相应的专业技术和管理人员。如果人数较少，说明会影响结核病防治和诊治工作的质量，因此要督促定点医疗机构增加结核病防治和诊治人员数量，以保证结核病防治和诊治的工作质量。

资料来源： 专题调查

收集频度： 每年一次

5.3 乡镇卫生院/社区卫生服务中心每万人口结核病防治人员的数量

定义： 乡镇卫生院/社区卫生服务中心从事结核病防治工作的专（兼）职人员与同时期内该地区年平均人口数之比。

公式：

$$结核病防治人员数 = \frac{某地区从事结核病防治工作的专（兼）职人员数}{同时期内该地区年平均人口数} \times 10\ 000$$

说明： 专（兼）职人员指用于结核病防治工作时间在25%及以上的人员。

指标评价： 评价乡镇卫生院/社区卫生服务中心专（兼）职结核病防治人员的配备情况。该指标主要反映了乡镇卫生院/社区卫生服务中心是否根据其职责、工作任务及辖区服务人口数、服务半径、当地疫情和交通情况等因素，合理配置相应的专业技术和管理人员。如果人数较少，说明会影响结核病防治工作的质量，督促乡镇卫生院 / 社区卫生服务中心增加结核病防治人员，以保证结核病防治的工作质量。

资料来源：专题调查

收集频度：每年一次

5.4 村卫生室 / 社区卫生服务站每千人口结核病防治人员的数量

定义：村卫生室 / 社区卫生服务站从事结核病防治工作的兼职人员与同时期内该地区年平均人口数之比。

公式：

$$\text{结核病防治人员数} = \frac{\text{某地区从事结核病防治工作的兼职人员数}}{\text{同时期内该地区年平均人口数}} \times 1\,000$$

指标评价：评价村卫生室 / 社区卫生服务站兼职结核病防治人员的配备情况。该指标主要反映村卫生室 / 社区卫生服务站是否根据其职责、工作任务及辖区服务人口数、服务半径、当地疫情和交通情况等因素，合理配置相应的专业技术和管理人员。如果人数较少，说明会影响结核病防治工作的质量，督促乡镇卫生院 / 社区卫生服务中心协调相关部门增加兼职结核病防治的人员数量，以保证结核病防治的工作质量。

资料来源：专题调查

收集频度：每年一次

5.5 县(区)疾控机构人员接受培训率

定义：指某一地区疾控机构结核病防治人员每年至少接受1 次结核病专业知识培训的比例。

公式：

$$\text{县（区）疾控机构人员接受培训率} = \frac{\text{至少接受1 次培训的疾控人员数}}{\text{疾控人员总数}} \times 100\%$$

指标评价：此指标用于评价疾控机构结核病防治人员的培训计划及完成情况。疾控机构结核病防治人员接受培训是保证人员知识水平和知识更新的重要方法，也是保证工作质量的基础。要保证培训工作质量，提高培训效果。如果培训率较低，要加强培训的组织管理工作，采取措施提高疾控机构结核病防治人员参与培训的积极性，以便提高疾控机构人员培训率，提高疾控机构结核病防治人员的知识水平和工作能力。

　　资料来源：常规监测

　　收集频度：每年一次

5.6　县(区)定点医疗机构人员接受培训率

　　定义：指某一地区定点医疗机构结核病防治人员每年至少接受 1 次结核病专业知识培训的比例。

　　公式：

$$\text{县(区)定点医疗机构人员接受培训率} = \frac{\text{至少接受 1 次培训的定点医疗机构人员数}}{\text{定点医疗机构人员总数}} \times 100\%$$

　　指标评价：此指标用于评价定点医疗机构专职结核病防治人员的培训计划及完成情况。定点医疗机构结核病防治人员接受培训是保证人员知识水平和知识更新的重要方法，也是保证工作质量的基础。如果培训率较低，则要加强培训的组织管理工作，要采取措施提高定点医疗机构结核病防治人员参与培训的积极性，以便提高定点医疗机构人员培训率，提高结核病防治和诊治人员的知识水平和工作能力。

　　资料来源：常规监测

　　收集频度：每年一次

5.7　乡镇卫生院/社区卫生服务中心医生接受培训率

　　定义：指某一地区从事结核病防治的乡镇卫生院/社区卫生服务中心的医生中每年至少接受 1 次结核病专业知识培训的人员比例。

公式:

$$医生接受培训率 = \frac{\begin{array}{c}乡镇卫生院/社区卫生服务中心医生每年\\至少接受1次结核病专业知识培训的人数\end{array}}{\begin{array}{c}从事结核病防治的乡镇卫生院/社区卫生\\服务中心专(兼)医生总数\end{array}} \times 100\%$$

指标评价:此指标用于评价乡镇卫生院/社区卫生服务中心结核病防治人员的培训计划及完成情况。乡镇卫生院/社区卫生服务中心结核病防治人员接受培训是保证人员知识水平和知识更新的重要方法,也是保证工作质量的基础。如果培训率较低,要加强培训的组织管理工作,采取措施提高结核病防治人员参与培训的积极性,以便提高乡镇级医生接受培训率,提高乡镇级结核病防治人员的知识水平和工作能力。

资料来源:常规监测

收集频度:每年一次

5.8 村卫生室/社区卫生服务站人员接受培训率

定义:指某一地区从事结核病防治的村卫生室/社区卫生服务站的医生中每年至少接受1次结核病专业知识培训的人员比例。

公式:

$$医生接受培训率 = \frac{\begin{array}{c}村卫生室/社区卫生服务站医生每年至少\\接受1次结核病专业知识培训的人数\end{array}}{\begin{array}{c}从事结核病防治的村卫生室/社区卫生\\服务站医生总数\end{array}} \times 100\%$$

指标评价:此指标用于评价村卫生室/社区卫生服务站结核病防治人员的培训计划及完成情况。村卫生室/社区卫生服务站结核病防治人员接受培训是保证人员知识水平和知识更新的重要方法,也是保证工作质量的基础。如果培训率较低,要加强培训的组织管理工作,采取措施提高村级结核病防治人员参与培训的积极性,以便提高村级医生培训率,提高结核病防治人员的知识水平和工作能力。

资料来源: 常规监测

收集频度: 每年一次

6. 督导与考核

督导是对常规工作质量的检查,发现问题及时提出改进的意见并进行整改。每年可进行多次,或根据需要随时增加频度。考核原则上每年进行一次,根据年初既定的目标,考核是否达标,考核的结果常常与绩效挂钩,对经费的拨付起到一定的参考作用。

6.1 对结核病定点医疗机构督导计划完成率

定义: 指在一定时期内完成对结核病定点医疗机构督导的次数占年度计划督导次数的百分比。

公式:

$$督导计划完成率 = \frac{实际督导次数}{计划督导次数} \times 100\%$$

说明: 省级卫生健康委每年对所辖地(市)至少督导 1 次,地(市)级卫生健康行政部门每年对所辖县(区)至少督导 2 次,县(区)级卫生健康行政部门每年督导 4 次。

指标评价: 此指标用以评价各级督导工作的实际开展情况。按照督导检查清单进行督导,督导结束后向被督导单位及时进行反馈。督导工作是保证结核病防治工作质量的重要环节和措施。如果督导完成率较低,要加强督导的组织管理工作,采取措施提高结核病防治人员参与督导的积极性,以便提高对定点医疗机构督导完成率,提高结核病防治的工作质量。

资料来源: 常规监测

收集频度: 每年一次

6.2 对结核病定点医疗机构考核完成率

定义: 指在一定时期内完成对结核病定点医疗机构考核的

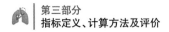
次数占年度计划考核次数的百分比。

公式：

$$考核完成率 = \frac{年度实际考核次数}{年度计划考核次数} \times 100\%$$

说明：县（区）级卫生健康行政部门对定点医疗机构考核频度，按照当地的要求频度进行。

指标评价：此指标用以评价各级考核工作的实际开展情况。按照考核检查单进行考核，考核结束后向被考核单位及时进行反馈。考核工作是保证结核病防治工作质量的重要环节和措施。如果考核完成率较低，要加强考核的组织管理工作，以便提高对定点医疗机构考核完成率，提高结核病防治的整体水平。

资料来源：专题调查

收集频度：每年一次

6.3 对基层医疗卫生机构督导计划完成率

定义：指在一定时期内完成对基层医疗卫生机构督导的次数占年度计划督导次数的百分比。

公式：

$$督导计划完成率 = \frac{年度实际督导次数}{年度计划督导次数} \times 100\%$$

说明：县（区）级卫生健康行政部门每季度督导 1 次，要求对目前正在接受治疗患者的各村进行督导。

指标评价：此指标用以评价各级督导工作的实际开展情况。按照督导检查清单进行督导，督导结束后向被督导单位及时进行反馈。督导工作是保证结核病防治工作质量的重要环节和措施。如果督导完成率较低，要加强督导的组织管理工作，采取措施提高结核病防治人员参与督导的积极性，以便提高对基层医疗卫生机构督导计划完成率，提高结核病防治的工作质量。

资料来源：常规监测

收集频度：每年一次

6.4 对基层医疗卫生机构考核完成率

定义：指在一定时期内完成对基层医疗卫生机构考核的次数占年度计划考核次数的百分比。

公式：

$$考核工作完成率 = \frac{实际考核次数}{计划考核次数} \times 100\%$$

说明：县（区）级卫生健康行政部门对基层医疗卫生机构考核频度，按照当地的要求频度进行。

指标评价：此指标用以评价各级考核工作的实际开展情况。按照考核检查单进行考核，考核结束后向被考核单位及时进行反馈。考核工作是保证结核病防治工作质量的重要环节和措施。如果考核完成率较低，要加强考核的组织管理工作，以便提高对基层医疗卫生机构考核完成率，提高结核病防治的整体水平。

资料来源：专题调查

收集频度：每年一次

6.5 建立定期考核机制县（区）的比例

定义：指在一定时期内，某一地区建立定期考核机制县（区）的比例。

公式：

$$\frac{建立定期考核机制}{县（区）的比例} = \frac{建立定期考核机制县（区）数}{行政区划县（区）数} \times 100\%$$

说明：建立定期考核机制，包括政府、主管部门或相关部门及疾控中心的相关文件、操作流程和技术文件中，含有建立定期考核机制的文字描述即可。

指标评价：该指标能够反映该地区建立定期考核机制的情况。该项机制的实施，为提高结核病防治工作的质量起到极大

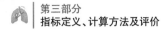
的促进作用。如果此项指标的比例较低[或在县（区）没有实施]，说明相关部门没有对建立此项机制高度重视，因此要促进各相关部门加强此项机制的建立和落实。

资料来源：专题调查

收集频度：必要时

注：此项指标，各级用该指标对本级进行评价时采用定性指标评价（即"是"或"否"），国家、省、地（市）级卫生健康行政部门对所辖区域进行总体评价时采用定量指标。

7. 基层推介

7.1 基层推介肺结核可疑症状者到位率

定义：指某一地区，在一定时期内，通过村级卫生室/社区卫生服务中心（站）推介到位肺结核可疑症状者数占发现肺结核可疑症状者数的比例。

公式：

$$可疑症状者到位率 = \frac{肺结核可疑症状者到位人数}{发现肺结核可疑症状者数} \times 100\%$$

说明：发现肺结核可疑症状者数是指村级卫生机构在日常接诊中发现的肺结核可疑症状者人数；肺结核可疑症状者到位人数是指填写双向转诊单的肺结核可疑症状者已经到达乡镇卫生院或县级结核病定点医疗机构的人数。

指标评价：评价村级卫生室/社区卫生服务中心（站）推介到位肺结核可疑症状者情况的综合水平。可直接地反映村级卫生室/社区卫生服务中心（站）与乡镇卫生院或县级结核病定点医疗机构配合协调的程度。如果到位率较低，要寻找原因（可能是村级医生宣教不足，也可能是患者自身原因不重视或患者经济困难等原因），及时采取措施，提高肺结核可疑症状者推介到位率。

资料来源：项目报表

收集频度：每季度

7.2 基层推介肺结核可疑症状者到位检查率

定义：指某一地区，在一定时期内，通过村级卫生室／社区卫生服务中心（站）推介到位并接受结核病检查的肺结核可疑症状者占到达乡镇卫生院或县级结核病定点医疗机构肺结核可疑症状者的比例。

公式：

$$可疑症状者检查率 = \frac{肺结核可疑症状者接受检查人数}{到位的肺结核可疑症状者数} \times 100\%$$

说明：可疑症状者接受检查人数是指到位并接受结核病检查的肺结核可疑症状者人数，接受结核病检查是指接受胸部影像学检查／痰涂片检查／结核菌素试验（＜15 岁）；到位的肺结核可疑症状者数是指填写双向转诊单的肺结核可疑症状者已经到达乡镇卫生院或县级结核病定点医疗机构的人数。

指标评价：评价村级卫生室／社区卫生服务中心（站）推介到位并接受结核病检查的肺结核可疑症状者情况的综合水平。可直接反映乡镇卫生院或县级结核病定点医疗机构接诊检查的水平。如果检查率较低，要寻找原因（可能是乡镇卫生院或县级结核病定点医疗机构宣教不足，也可能是患者经济困难等原因），及时采取措施，提高可疑症状者的检查率。

资料来源：项目报表

收集频度：每季度

7.3 基层推介肺结核可疑症状者肺结核检出率

定义：指某一地区，在一定时期内，通过村级卫生室／社区卫生服务中心（站）推介诊断的肺结核患者数占接受肺结核检查者的比例。

公式：

$$可疑症状者肺结核检出率 = \frac{诊断的肺结核患者数}{可疑症状者接受检查人数} \times 100\%$$

说明：可疑症状者接受检查人数是指到位并接受结核病检查的肺结核可疑症状者人数，接受结核病检查是指接受胸部影像学检查；诊断的肺结核患者数是指经县级结核病定点医疗机构确诊的活动性肺结核患者的人数。

指标评价：评价村级卫生室／社区卫生服务中心（站）推介的肺结核可疑症状者质量的综合水平。如果检出率较高，说明村级卫生室／社区卫生服务中心（站）推介的肺结核可疑症状者质量较好；反之，说明推荐的质量较差。因此要定期总结评价，提出改进措施，提高推介肺结核可疑症状者的质量，提高可疑症状者肺结核患者检出率。

资料来源：项目报表

收集频度：每季度

7.4 基层推介诊断的肺结核患者占登记肺结核患者的比例

定义：指某一地区，在一定时期内，通过村级卫生室／社区卫生服务中心（站）推介诊断的肺结核患者数占县（区）全年登记肺结核患者的比例。

公式：

$$\text{推介诊断的肺结核患者占登记肺结核患者的比例} = \frac{\text{通过推介诊断的肺结核患者数}}{\text{县（区）全年登记肺结核患者数}} \times 100\%$$

说明：通过推介诊断的肺结核患者数是指通过基层推介经县级结核病定点医疗机构确诊的活动性肺结核患者的人数。

指标评价：评价村级卫生室／社区卫生服务中心（站）推介的肺结核可疑症状者发现肺结核患者的综合水平。如果比例较高，说明村级卫生室／社区卫生服务中心（站）推介的肺结核可疑症状者工作有较大价值；反之，则说明推荐工作的某些环节存在问题。因此要定期总结评价，提出改进措施，提高推介肺结核可疑症状者在确诊患者发现中的贡献率。

资料来源：常规监测

收集频度：每年一次

8. 主动筛查

8.1 病原学阳性密切接触者症状筛查率

定义：指某一地区，一定时期内，对新登记的病原学阳性肺结核患者的密切接触者进行症状筛查的人数占密切接触者总数的比例。

公式：

$$病原学阳性密切接触者症状筛查率 = \frac{接受症状筛查的密切接触者人数}{密切接触者总人数} \times 100\%$$

说明：密切接触者是指与登记的病原学阳性肺结核患者在其确诊前 3 个月至开始抗结核治疗后 14 天内直接接触的人员。根据密切接触者的身份不同，分为家庭内密切接触者（家庭成员）和家庭外密切接触者（同事、同学等）。症状筛查，是指询问密切接触者是否有肺结核可疑症状。

指标评价：该指标可以反映密切接触者症状筛查工作的开展情况，可针对不同人群（家属和非家属等）和场所（学校和建筑工地等）分别进行分析，从而评价密切接触者筛查工作的情况。如果筛查率过低，要分析其产生的原因，如组织工作不利、筛查流程不畅和密接人员不配合等，从而采取有针对性的措施，以便提高病原学阳性肺结核患者密切接触者的症状筛查率。

资料来源：常规监测

收集频度：每年一次

8.2 有症状病原学阳性密切接触者接受结核病检查率

定义：指某一地区，一定时期内，对登记的病原学阳性肺结核患者的密切接触者中有肺结核可疑症状者进行结核病检查的人数占发现有症状人数的比例。

公式：

$$病原学阳性密切接触者检查率 = \frac{接受结核病检查的人数}{筛查发现有症状的人数} \times 100\%$$

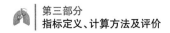
说明：结核病检查，是指对症状筛查发现的有肺结核可疑症状者根据不同情况进行胸部 X 线摄影等检查，和 / 或痰病原学检测，和 / 或结核菌素试验。

指标评价：该指标可以反映有症状密切接触者结核病检查工作的开展情况，可针对不同人群（家属和非家属等）和场所（学校和建筑工地等）分别进行分析，从而评价有症状密切接触者的结核病检查工作的情况。如果检查率过低，要分析其产生的原因，如组织环节和流程不畅、患者经济困难等，从而采取有针对性的措施，以便提高有症状密切接触者的结核病检查率。

资料来源：常规监测

收集频度：每年一次

8.3 有症状病原学阳性密切接触者肺结核检出率

定义：指某一地区，在一定时期内，通过对有症状的病原学阳性密切接触者进行结核病检查并确诊的肺结核患者数占接受结核病检查症状者的比例。

公式：

$$有症状病原学阳性密切接触者肺结核检出率 = \frac{诊断的肺结核患者数}{密接可疑症状者接受检查人数} \times 100\%$$

说明：诊断的肺结核患者数是指经县级结核病定点医疗机构确诊的活动性肺结核患者的人数。

指标评价：该指标可以反映有症状的密切接触者结核病检查工作的开展情况，可针对不同人群（家属和非家属等）和场所（学校和建筑工地等）分别进行分析，从而评价有症状密切接触者的结核病检查工作情况。如果检出率过低，要分析其产生的原因，是否与症状者质量、胸部 X 线摄影质量和诊断标准掌握等有关，从而采取有针对性的措施，以便提高有症状密切接触者的肺结核患者检出率。

资料来源：常规监测

收集频度：每年一次

8.4 密接筛查诊断的肺结核患者占登记肺结核患者的比例

定义：指某一地区，在一定时期内，通过村级卫生室 / 社区卫生服务中心（站）推介密接筛查诊断的肺结核患者数占县（区）全年登记肺结核患者的比例。

公式：

$$密接筛查诊断的肺结核患者占登记肺结核患者的比例 = \frac{通过密接筛查诊断的肺结核患者数}{县（区）全年登记肺结核患者数} \times 100\%$$

指标评价：评价通过肺结核密切接触者的筛查工作发现肺结核患者的综合水平。如果比例较高，说明村级卫生室 / 社区卫生服务中心（站）推介密接的肺结核可疑症状者工作质量很好；反之，说明推荐工作的某些环节存在问题。因此要定期总结评价，提出改进措施，提高密接发现肺结核患者在患者发现中的贡献率。

资料来源：常规监测

收集频度：每年一次

8.5 老年人肺结核可疑症状筛查率

定义：指某一地区，一定时期内，对老年人进行症状筛查的人数占老年人总数的比例。

公式：

$$老年人肺结核可疑症状筛查率 = \frac{接受症状筛查的老年人数}{老年人总数} \times 100\%$$

说明：老年人的定义为≥65 岁的人群。症状筛查，是指询问老年人是否有肺结核可疑症状。

指标评价：该指标可以反映老年人肺结核可疑症状筛查工作的开展情况，可针对不同年龄人群和不同乡镇分别进行分析，从而评价老年人肺结核可疑症状筛查工作的情况。如果筛查率过低，要分析其产生的原因，是否有组织环节和流程不畅、患者经济困难等问题，从而采取有针对性的措施，以便提高老

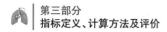
年人的症状筛查率。

资料来源: 常规监测

收集频度: 每年一次

8.6 有肺结核可疑症状的老年人接受检查率

定义: 指某一地区、一定时期内,对老年人中有肺结核可疑症状者进行结核病检查的人数占有症状老年人数的比例。

公式:

$$\text{有肺结核可疑症状的老年人接受检查率} = \frac{\text{接受结核病检查的人数}}{\text{筛查发现有症状的人数}} \times 100\%$$

说明: 结核病检查,是指对症状筛查发现的有肺结核可疑症状者根据不同情况进行胸部 X 线摄影等检查和 / 或痰病原学检测。

指标评价: 该指标可以反映有症状的老年人结核病检查工作的开展情况,可针对不同年龄人群和不同乡镇分别进行分析,从而评价老年人肺结核可疑症状筛查工作的情况。如果检查率过低,要分析其产生的原因,是否有组织环节和流程不畅、患者经济困难等,从而采取有针对性的措施,以便提高有症状老年人的结核病检查率。

资料来源: 常规监测

收集频度: 每年一次

8.7 有肺结核可疑症状的老年人肺结核检出率

定义: 指某一地区,在一定时期内,通过老年人筛查诊断的肺结核患者数占接受肺结核检查的可疑症状者的比例。

公式:

$$\text{有肺结核可疑症状的老年人肺结核检出率} = \frac{\text{诊断的肺结核患者数}}{\text{可疑症状者接受检查人数}} \times 100\%$$

说明: 诊断的肺结核患者数是指经县级结核病定点医疗机构确诊的活动性肺结核患者的人数。

指标评价: 该指标可以反映有症状老年人肺结核检出的情

况,可针对不同年龄人群和不同乡镇分别进行分析,从而评价老年人肺结核检出的情况。如果检出率较高,说明基层组织工作的质量较好;如果检出率过低,要分析其产生的原因,胸部X线摄影质量、痰涂片检查质量和诊断标准掌握等是否存在问题,从而采取有针对性的措施,以便提高老年人筛查的肺结核检出率。

资料来源:常规监测

收集频度:每年一次

8.8 老年人筛查诊断的肺结核占登记肺结核患者的比例

定义:指某一地区,在一定时期内,通过村级卫生室/社区卫生服务中心(站)老年人筛查诊断的肺结核患者数占县(区)全年登记肺结核患者的比例。

公式:

$$\begin{array}{l}老年人筛查诊\\断的肺结核占\\登记肺结核患\\者的比例\end{array} = \frac{\begin{array}{l}通过村级卫生室/社区卫生服务中心\\(站)老年人筛查诊断的肺结核患者数\end{array}}{县(区)全年登记肺结核患者数} \times 100\%$$

说明:通过老年人结核病筛查诊断的肺结核患者数是指通过基层筛查并经县级结核病定点医疗机构确诊的活动性肺结核患者的人数。

指标评价:评价基层筛查推介老年人的肺结核可疑症状者发现肺结核患者的综合水平。如果比例较高,说明村级卫生室/社区卫生服务中心(站)推介老年人的肺结核可疑症状者工作质量很高;反之,说明推荐工作的某些环节存在问题。因此要定期总结评价,提出改进措施,提高老年人筛查发现肺结核患者在患者发现中的贡献率。

资料来源:常规监测

收集频度:每年一次

8.9 糖尿病患者肺结核可疑症状筛查率

定义:指某一地区,一定时期内,对糖尿病患者进行症状筛

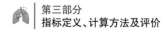
查的人数占糖尿病患者总数的比例。

公式：

$$糖尿病患者肺结核可疑症状筛查率 = \frac{接受症状筛查的糖尿病患者数}{糖尿病患者总数} \times 100\%$$

说明：糖尿病患者为经社区医疗卫生机构登记管理的糖尿病患者。症状筛查，是指询问糖尿病患者是否有肺结核可疑症状。

指标评价：该指标可以反映糖尿病患者肺结核可疑症状筛查工作的开展情况，可针对不同年龄人群和不同乡镇分别进行分析，从而评价糖尿病患者肺结核可疑症状筛查工作的情况。如果筛查率过低，要分析其产生的原因，是否有组织环节和流程不畅、患者不配合等，从而采取有针对性的措施，以便提高糖尿病患者的症状筛查率。

资料来源：常规监测

收集频度：每年一次

8.10 有肺结核可疑症状的糖尿病患者接受检查率

定义：指某一地区，一定时期内，对糖尿病患者中有肺结核可疑症状者进行结核病检查的人数占有症状糖尿病患者数的比例。

公式：

$$有肺结核可疑症状糖尿病患者接受检查率 = \frac{接受结核病检查的人数}{筛查发现有症状的人数} \times 100\%$$

说明：结核病检查，是指对症状筛查发现的有肺结核可疑症状者根据不同情况进行 X 线影像学检测等检查和 / 或痰病原学检测。

指标评价：该指标可以反映有肺结核可疑症状糖尿病患者的结核病检查工作的开展情况，可针对不同年龄人群和不同乡镇分别进行分析，从而评价糖尿病患者肺结核可疑症状筛查工作的情况。如果检查率过低，要分析其产生的原因，是否有组织环节和流程不畅、患者经济困难等，从而采取有针对性的措施,以便提高有症状糖尿病患者的结核病检查率。

资料来源:常规监测

收集频度:每年一次

8.11 有肺结核可疑症状的糖尿病患者肺结核检出率

定义:指某一地区,在一定时期内,通过糖尿病患者筛查诊断的肺结核患者数占接受肺结核检查的症状者的比例。

公式:

$$\text{有肺结核可疑症状糖尿病患者肺结核检出率} = \frac{\text{诊断的肺结核患者数}}{\text{可疑症状者接受检查人数}} \times 100\%$$

说明:诊断的肺结核患者数是指经县级结核病定点医疗机构确诊的活动性肺结核患者的人数。

指标评价:该指标可以反映有症状糖尿病患者的肺结核检出情况,可针对不同年龄人群和不同乡镇分别进行分析,从而评价糖尿病患者肺结核检出的情况。如果检出率较高,说明基层组织工作的质量较好;如果检出率过低,要分析其产生的原因,胸部 X 线摄影质量、痰涂片检查质量和诊断标准掌握等是否存在问题,从而采取有针对性的措施,以便提高糖尿病患者筛查的肺结核检出率。

资料来源:常规监测

收集频度:每年一次

8.12 糖尿病患者筛查诊断的肺结核占登记肺结核患者的比例

定义:指某一地区,在一定时期内,通过村级卫生室 / 社区卫生服务中心(站)糖尿病患者筛查诊断的肺结核患者数占县(区)全年登记肺结核患者的比例。

公式:

$$\text{糖尿病患者筛查诊断的肺结核占登记肺结核患者的比例} = \frac{\text{通过糖尿病患者筛查诊断的肺结核患者数}}{\text{县(区)全年登记肺结核患者数}} \times 100\%$$

说明: 通过糖尿病患者结核病筛查诊断的肺结核患者数是指通过基层筛查并经县级结核病定点医疗机构确诊的活动性肺结核患者的人数。

指标评价: 评价基层筛查推介糖尿病患者的肺结核可疑症状者发现肺结核患者的综合水平。如果比例较高,说明村级卫生室/社区卫生服务中心(站)推介糖尿病患者的肺结核可疑症状者工作质量较高;反之,说明推荐工作的某些环节存在问题。因此要定期总结评价,提出改进措施,提高糖尿病患者筛查发现肺结核患者在患者发现中的贡献率。

资料来源: 常规监测

收集频度: 每年一次

8.13 小学和非寄宿制初中入学新生肺结核可疑症状筛查

定义: 指某一地区,一定时期内,对小学和非寄宿制初中入学新生进行症状筛查的人数占小学和非寄宿制初中入学新生总数的比例。

公式:

$$\text{小学和非寄宿制初中入学新生肺结核可疑症状筛查率} = \frac{\text{接受症状筛查的学生数}}{\text{小学和非寄宿制初中入学新生总数}} \times 100\%$$

说明: 症状筛查,是指询问入学新生是否有肺结核可疑症状。

指标评价: 该指标可以反映小学和非寄宿制初中入学新生肺结核可疑症状筛查工作的开展情况,可针对不同年龄人群和不同学校分别进行分析,从而评价小学和非寄宿制初中入学新生肺结核可疑症状筛查工作的情况。如果筛查率过低,要分析其产生的原因,是否有组织环节和流程不畅、学生不配合等,从而采取有针对性的措施,以便提高小学和非寄宿制初中入学新生的症状筛查率。

资料来源: 项目报表

收集频度：每年一次

8.14 小学和非寄宿制初中入学新生有肺结核可疑症状学生接受检查率

定义：指某一地区，一定时期内，小学和非寄宿制初中入学新生中对有肺结核可疑症状者进行结核病检查的人数占有症状学生数的比例。

公式：

$$\text{有肺结核可疑症状入学新生接受检查率} = \frac{\text{接受结核病检查的人数}}{\text{筛查发现有症状的人数}} \times 100\%$$

说明：结核病检查，是指对症状筛查发现的有肺结核可疑症状者根据不同情况进行结核菌素试验、X 线影像学检测、痰病原学检测等检查。

指标评价：该指标可以反映有症状入学新生结核病检查工作的开展情况，可针对不同年龄人群和不同学校分别进行分析，从而评价入学新生肺结核可疑症状筛查工作的情况。如果检查率过低，要分析其产生的原因，是否组织环节和学生经济困难等方面存在问题，从而采取有针对性的措施，以便提高有症状入学新生的结核病检查率。

资料来源：项目报表

收集频度：每年一次

8.15 小学和非寄宿制初中有肺结核可疑症状入学新生肺结核检出率

定义：指某一地区，在一定时期内，通过小学和非寄宿制初中入学新生筛查诊断的肺结核患者数占接受肺结核检查的症状者的比例。

公式：

$$\text{有肺结核可疑症状入学新生肺结核检出率} = \frac{\text{诊断的肺结核患者数}}{\text{可疑症状者接受检查人数}} \times 100\%$$

说明：诊断的肺结核患者数是指经县级结核病定点医疗机

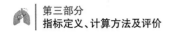
构确诊的活动性肺结核患者的人数。

指标评价： 该指标可以反映有症状入学新生肺结核检出情况，可针对不同年龄人群和不同学校分别进行分析，从而评价入学新生肺结核检出的情况。如果检出率较高，说明学校和疾控部门组织工作的质量较好；如果检出率过低，要分析其产生的原因，X 线影像学检测质量、痰涂片检查质量、结核菌素试验和诊断标准掌握等是否存在问题，从而采取有针对性的措施，以便提高入学新生筛查的肺结核检出率。

资料来源： 项目报表

收集频度： 每年一次

8.16 寄宿制初中和寄宿制高中入学新生结核菌素检查率

定义： 指某一地区，一定时期内，对寄宿制初中和寄宿制高中入学新生进行结核菌素试验的人数占寄宿制初中和寄宿制高中入学新生总数的比例。

公式：

$$寄宿制初中和寄宿制高中入学新生结核菌素检查率 = \frac{接受结核菌素检查的学生数}{寄宿制初中和寄宿制高中入学新生总数} \times 100\%$$

说明： 接受结核菌素检查，是指进行结核菌素试验并查验反应人数。

指标评价： 该指标可以反映寄宿制初中和寄宿制高中入学新生结核菌素检查工作的开展情况，可针对不同年龄人群和不同学校分别进行分析，从而评价寄宿制初中和寄宿制高中入学新生结核菌素检查工作的情况。如果检查率过低，要分析其产生的原因，是否存在组织环节和流程不畅、学生经济困难等，从而采取有针对性的措施，以便提高寄宿制初中和寄宿制高中入学新生结核菌素检查率。

资料来源： 项目报表

收集频度： 每年一次

8.17 寄宿制初中和寄宿制高中入学新生结核菌素试验强阳性接受结核病检查率

定义: 指某一地区,在一定时期内,寄宿制初中和寄宿制高中结核菌素试验强阳性入学新生接受结核病检查数占结核菌素试验强阳性数的比例。

公式:

$$结核菌素试验强阳性接受结核病检查率 = \frac{接受结核病检查学生数}{结核菌素试验强阳性人数} \times 100\%$$

说明: 结核病检查,是指对症状筛查发现的有肺结核可疑症状者根据不同情况进行 X 线影像学检测等检查和 / 或痰病原学检测;强阳性反应为结核菌素反应硬结平均直径≥15mm 或局部出现双圈、水疱、坏死及淋巴管炎者。

指标评价: 该指标可以反映结核菌素试验强阳性学生接受结核病检查工作的开展情况,可针对不同年龄人群和不同学校分别进行分析,从而评价结核菌素试验强阳性学生接受结核病检查工作的情况。如果检查率过低,要分析其产生的原因,学生是否有顾虑等原因,从而采取有针对性的措施,以便提高有症状入学新生的结核病检查率。

资料来源: 项目报表

收集频度: 每年一次

8.18 寄宿制初中和寄宿制高中结核菌素试验强阳性入学新生肺结核检出率

定义: 指某一地区,在一定时期内,通过寄宿制初中和寄宿制高中结核菌素试验筛查诊断的肺结核患者数占接受肺结核检查的强阳性数的比例。

公式:

$$结核菌素试验强阳性入学新生肺结核检出率 = \frac{诊断的肺结核患者数}{结核菌素试验强阳性接受检查人数} \times 100\%$$

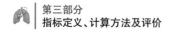
说明:诊断的肺结核患者数是指经县级结核病定点医疗机构确诊的活动性肺结核患者的人数。

指标评价:该指标可以反映结核菌素试验强阳性入学新生肺结核检出情况,可针对不同年龄人群和不同学校分别进行分析,从而评价结核菌素试验强阳性入学新生肺结核检出的情况。如果检出率符合标准,说明学校和疾控部门的组织工作质量较好;如果检出率过低,要分析其产生的原因,X线影像学检测质量、痰涂片检查质量、结核菌素试验和诊断标准掌握等是否存在问题,从而采取有针对性的措施,以便提高入学新生筛查的肺结核检出率。

资料来源:项目报表

收集频度:每年一次

8.19 大学入学新生结核病体检检查率

定义:指某一地区,在一定时期内,通过大学入学新生接受结核病检查人数占大学入学新生人数的比例。

公式:

$$\text{大学入学新生结核病体检检查率} = \frac{\text{接受结核病检查学生数}}{\text{大学入学新生人数}} \times 100\%$$

说明:结核病检查是指对入学新生进行X线影像学检测等检查和/或痰病原学检测。

指标评价:该指标可以反映大学入学新生接受结核病检查工作的开展情况,可针对不同年龄人群和不同学校分别进行分析,从而评价大学入学新生接受结核病检查工作的情况。如果检查率过低,要分析其产生的原因,是否有组织环节和流程不畅、学生经济困难等,从而采取有针对性的措施,以便提高有症状入学新生的结核病检查率。

资料来源:项目报表

收集频度:每年一次

8.20 大学入学新生肺结核检出率

定义:指某一地区,在一定时期内,通过大学入学新生结核病检查诊断的肺结核患者数占接受肺结核检查学生数的比例。

公式：

$$大学入学新生肺结核检出率 = \frac{诊断的肺结核患者数}{接受结核病检查学生数} \times 100\%$$

说明：诊断的肺结核患者数是指经县级结核病定点医疗机构确诊的活动性肺结核患者的人数。

指标评价：该指标可以反映大学入学新生结核病检查肺结核检出情况，可针对不同年龄人群和不同学校分别进行分析，从而评价大学入学新生结核病检查肺结核检出的情况。如果检出率符合标准说明学校和疾控部门的组织工作质量较好；如果检出率过低，要分析其产生的原因，X 线影像学检测质量、痰涂片检查质量、结核菌素试验和诊断标准掌握等是否存在问题，从而采取有针对性的措施，以便提高入学新生筛查的肺结核检出率。

资料来源：项目报表

收集频度：每年一次

8.21 入学新生筛 / 检查诊断的肺结核占登记肺结核患者的比例

定义：指某一地区，在一定时期内，通过入学新生体检诊断的肺结核患者数占县（区）全年登记肺结核患者的比例。

公式：

$$入学新生筛 / 检查诊断的肺结核占登记肺结核患者的比例 = \frac{通过入学新生筛 / 检查诊断的肺结核患者数}{县（区）全年登记肺结核患者数} \times 100\%$$

说明：通过入学结核病筛 / 检查诊断的肺结核患者数是指通过入学筛查并经县级结核病定点医疗机构确诊的活动性肺结核患者的人数。

指标评价：评价基层筛查入学结核病筛查发现肺结核患者

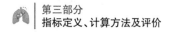
的综合水平。如果比例较高，说明学校和疾控部门的组织工作的质量较好；反之，说明入学筛查工作的某些环节存在问题。因此要定期总结评价，提出改进措施，提高入学新生筛查发现肺结核患者在患者发现中的贡献率。

资料来源：常规监测、项目报表

收集频度：每年一次

8.22 HIV 感染者/AIDS 患者结核病检查率

定义：指某一地区，在一定时期内，接受过结核病检查的HIV/AIDS 人数占当年可随访的 HIV/AIDS 患者的比例。

公式：

$$\text{HIV/AIDS 的结核病检查率} = \frac{\text{接受结核病相关检查的 HIV/AIDS 人数}}{\text{当年可随访的 HIV/AIDS 人数}} \times 100\%$$

说明：当年可随访的 HIV/AIDS 人数 = 当年新检出 HIV 阳性人数 + 既往 HIV 阳性（按现住址统计）在本年度内至少接受过 1 次随访的人数。结核病检查，是指对 HIV 感染者/AIDS 患者进行 X 线影像学检测等检查和/或痰病原学检测。

指标评价：该指标可以反映 HIV 感染者/AIDS 患者接受结核病检查工作的开展情况，是结核病/HIV 防治工作的重要指标，落实该指标有助于结核病/HIV 双重感染患者的早期发现并使其得到有效治疗。可针对不同年龄人群进行分析，从而评价 HIV 感染者/AIDS 患者接受结核病检查工作的情况。如果检查率过低，要分析其产生的原因，是否与组织工作不力、检查环节流程和 HIV 感染者/AIDS 患者不配合等有关，从而采取有针对性的措施，以便提高 HIV 感染者/AIDS 患者的结核病检查率。

资料来源：常规监测

收集频度：每年一次

8.23 HIV 感染者/AIDS 患者肺结核检出率

定义：指某一地区，在一定时期内，通过 HIV 感染者/AIDS

患者结核病检查诊断的肺结核患者数占接受肺结核检查 HIV/AIDS 人数的比例。

公式：

$$HIV\,感染者/AIDS\,患者肺结核检出率 = \frac{诊断的肺结核患者数}{接受结核病检查\,HIV/AIDS\,人数} \times 100\%$$

说明： 诊断的肺结核患者数是指经县级结核病定点医疗机构确诊的活动性肺结核患者的人数。

指标评价： 该指标可以反映 HIV 感染者/AIDS 患者结核病检查肺结核检出情况，可针对不同年龄人群分别进行分析，从而评价 HIV 感染者/AIDS 患者结核病检查肺结核检出的情况。如果检出率适宜，说明艾滋病防治部门和结核病防治部门的协调和组织工作的质量较好；如果检出率过低，要分析其产生的原因，是否与 X 线影像学检测质量、痰涂片检查质量和诊断标准掌握等有关，从而采取有针对性的措施，以便提高 HIV 感染者/AIDS 患者结核病检查的肺结核检出率。

资料来源： 常规监测

收集频度： 每年一次

8.24　HIV 感染者/AIDS 患者检查诊断的肺结核占登记肺结核患者的比例

定义： 指某一地区，在一定时期内，通过 HIV 感染者/AIDS 患者结核病体检诊断的肺结核患者数占县（区）全年登记肺结核患者的比例。

公式：

$$HIV\,感染者/AIDS\,患者结核病体检诊断的肺结核占登记肺结核患者的比例 = \frac{通过结核病体检诊断的肺结核患者数}{县（区）全年登记肺结核患者数} \times 100\%$$

说明： 通过 HIV 感染者/AIDS 患者结核病体检诊断的肺结

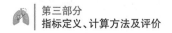
核患者数是指通过 HIV 感染者 /AIDS 患者结核病体检并经县级结核病定点医疗机构确诊的活动性肺结核患者的人数。

指标评价：评价 HIV 感染者 /AIDS 患者结核病体检发现肺结核患者的综合水平。如果比例较高，说明艾滋病防治部门和结核病防治部门的协调和组织工作的质量较好；反之，说明 HIV 感染者 /AIDS 患者结核病体检工作的某些环节存在问题。因此要定期总结评价，提出改进措施，提高 HIV 感染者 /AIDS 患者结核病体检在肺结核患者发现中的贡献率。

资料来源：常规监测

收集频度：每年一次

9. 转诊追踪

9.1 报告肺结核患者和疑似患者转诊率

定义：指某一地区，在一定时期内，结核病非定点医疗机构转诊的肺结核患者和疑似肺结核患者数，占同期医疗机构进行网络报告肺结核患者和疑似肺结核患者数的比例。

公式：

$$患者转诊率 = \frac{非定点医疗机构转诊患者数}{医疗机构网络报告应转诊患者数} \times 100\%$$

说明：医疗机构网络报告应转诊患者数是指网络报告现住址在辖区内的患者数减去同期住院的患者数，加上同期出院的患者数。

指标评价：该指标反映非定点医疗机构对发现的肺结核患者和疑似肺结核患者向结核病定点医疗机构转诊的情况。该指标较低，则应与非定点医疗机构取得联系，了解未转诊的原因，根据具体原因采取措施，提高转诊率。

资料来源：专项调查

收集频度：每年一次

9.2 未到位患者追踪率

定义： 对医疗卫生机构报告的、应转诊但未到结核病定点医疗机构就诊的肺结核患者或疑似肺结核患者开展追踪的比例。

公式：

$$患者追踪率 = \frac{已进行追踪的患者数}{医疗卫生机构应转诊但未到位患者数} \times 100\%$$

指标评价： 该指标反映疾病预防控制机构对医疗卫生机构报告的现住址为辖区内、应转诊但未到定点医疗机构就诊的肺结核患者或疑似肺结核患者，组织追踪工作的落实情况。高的追踪率是保证所有转诊不到位的患者能到定点医院就诊的前提；追踪率较低说明追踪工作开展不力，从而影响患者的总体到位率和登记管理。

资料来源： 常规监测

收集频度： 每年一次

9.3 报告肺结核患者和疑似患者转诊到位率

定义： 指某一时期持医疗机构开具的转诊单到当地定点医疗机构就诊的肺结核患者和疑似肺结核患者数，占医疗机构已转诊患者数的百分比。

公式：

$$转诊到位率 = \frac{\begin{array}{c}医疗机构转诊到位的肺结核患者和\\疑似肺结核患者数\end{array}}{医疗机构网络报告已转诊患者数} \times 100\%$$

指标评价： 该指标用来评价医疗机构转诊肺结核患者或疑似肺结核患者到结核病防治机构就诊的实际情况，是转诊医生健康教育工作的实效、患者或家属对结核病认知程度的综合反映，了解转诊未到位的原因，根据具体原因采取措施，提高转诊到位率。

资料来源： 专项调查

收集频度： 每年一次

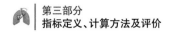
9.4 未到位患者追踪到位率

定义:指一定时期内,某省(市、县)辖区内医疗机构网络报告的、应转诊,但未到位的肺结核患者和疑似肺结核患者中,通过疾控机构追踪后到定点医疗机构就诊的肺结核患者和疑似肺结核患者所占的百分比。

公式:

$$追踪到位率 = \frac{追踪到位患者数}{医疗机构应转诊但未到位患者数} \times 100\%$$

说明:追踪到位患者数是结核病防治机构通过追踪后到达结核病防治机构就诊的患者数;医疗机构应转诊但未到位患者数是辖区内医疗机构同期报告的、应转诊但未到结核病防治机构就诊的现住址在辖区内的患者数,加上同期出院的患者数,减去同期死亡和住院的患者数。

指标评价:该指标反映县、乡、村三级防痨网络对医疗机构网络直报的应转诊、现住址为辖区内、未到结核病防治机构就诊的肺结核患者及疑似肺结核患者追踪的有效性。追踪到位率较低,说明追踪工作开展的力度不足,因此要充分发挥基层医务人员的积极性开展追踪工作,有难度的病例,县和乡级人员要进行现场追踪工作。

资料来源:常规监测

收集频度:每年一次

9.5 报告肺结核患者和疑似患者的总体到位率

定义:指某一地区,在一定时期内,通过医疗卫生机构转诊和疾病预防控制机构追踪到位的和其他情况下到位的肺结核患者或疑似肺结核患者占应转诊的肺结核患者或疑似肺结核患者的比例。

公式:

$$总体到位率 = \frac{到位人数}{应转诊的患者数} \times 100\%$$

说明：应转诊的患者数＝查重后报告患者数－住院患者数＋以前报告、该期间出院患者数。

指标评价：评价医疗机构转诊情况和疾病预防控制机构追踪情况的综合水平。可直接地反映医疗机构与疾病预防控制机构配合协调的程度，了解该地区肺结核患者或疑似肺结核患者的丢失情况。可以按照本地医疗机构报告的本地患者和外地患者，以及外地医疗机构报告的本地患者进行分类统计。总体到位率较低，需要核查转诊追踪的各个环节，明确是由于转诊率低、转诊到位率低、追踪率低、报告卡住址信息不详导致无法追踪，造成追踪到位率较低或是其他原因。也可对利福平耐药患者、学生患者的总体到位率进行单独统计，了解其丢失情况，进而深入分析患者丢失的具体原因，采取措施提高到位率。

资料来源：常规监测

收集频度：每年一次

9.6 到位患者诊断为活动性肺结核的比例

定义：指某一地区，在一定时期内，通过转诊和追踪到位并诊断为活动性肺结核的患者数占转诊和追踪到位的肺结核患者或疑似肺结核患者数量的比例。

公式：

$$到位患者诊断为活动性肺结核的比例 = \frac{诊断为活动性肺结核患者数}{转诊和追踪到位患者数} \times 100\%$$

指标评价：评价传染病信息报告管理系统报告的肺结核患者诊断的质量。到位患者诊断为活动性肺结核的比例较高，说明医疗机构报告的患者诊断的质量较好。如果到位的患者诊断为活动性肺结核的比例较低，或者排除活动性肺结核比例较高，说明医疗机构报告的患者诊断的质量较差。对于到位的患者诊断为活动性肺结核比例较低的地区，应该加强诊断肺结核的质量工作。

资料来源：常规监测

收集频度：每年一次

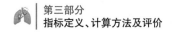

10. 初诊

10.1 门诊初诊人数占全人口数的比例

定义：指某一地区、在一定时期内到结核病定点医疗机构结核门诊就诊的初诊患者占全人口的比例。

公式：

$$初诊患者数占全人口数的比例 = \frac{初诊患者数}{人口数} \times 1\,000‰$$

指标评价：通过对初诊患者就诊率的分析，了解肺结核患者的就诊情况，并根据不同就诊情况采取相应措施，以保证和提高肺结核患者发现率。初诊患者占人口的比例较高，能一定程度上提高患者发现率。如初诊患者比例下降较快，需要探讨分析原因，是否由公众健康教育需要加强、主动就诊者减少或者总体到位率低等原因造成。

资料来源：常规监测

收集频度：每年一次

10.2 初诊患者确诊为肺结核患者比例

定义：指某一地区，在一定时期内，通过初诊诊断为活动性肺结核患者数占全部初诊人数的比例。

公式：

$$\begin{array}{c}初诊患者确诊为肺\\结核患者比例\end{array} = \frac{诊断为活动性肺结核患者数}{全部初诊人数} \times 100\%$$

指标评价：评价初诊患者的质量。初诊患者诊断为活动性肺结核比例较高，说明健康教育和基层推介等措施的质量较好。如果初诊的患者诊断为活动性肺结核比例较低，说明健康教育和基层推介等措施的质量较差。对于初诊患者诊断为活动性肺结核比例较低的地区，应该分析一下原因，针对具体的原因采取措施，提高初诊患者的质量，减轻不必要诊断过程产生的负担。

资料来源：常规监测

收集频度：每年一次

10.3 活动性肺结核患者来源构成比

定义：指某一地区，一定时期内登记的不同来源（因症就诊、主动筛查、健康体检）的活动性肺结核患者占全部活动性肺结核患者的比例。

公式：

$$患者来源构成比 = \frac{某一来源的肺结核患者数}{登记肺结核患者数} \times 100\%$$

指标评价：该指标反映患者来源的构成情况，间接反映该地区肺结核患者发现的策略，以及不同来源患者对于患者发现的贡献。该指标可以按照不同来源分别分析，根据患者来源构成在不同时期的变化情况，可相应地调整肺结核防治有关的策略和措施，进而促进肺结核患者的早期发现，减少结核分枝杆菌的传播。

资料来源：常规监测

收集频度：每年一次

11. 实验室检查

11.1 痰涂片检查的盲法复检覆盖率

定义：指某一地区，一定时期内，参加盲法复检的实验室数量占辖区内常规开展痰涂片检查的实验室总数的比例。

公式：

$$盲法复检覆盖率 = \frac{按规定参加盲法复检的实验室数}{常规开展痰涂片检查的实验室总数} \times 100\%$$

说明：也可以分不同级别和不同机构进行分析和评价。

指标评价：反映实验室接受痰涂片检查室间质量控制的结

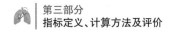
核病实验室的情况。如覆盖率低于 100%，则应调查未参加盲法复检的实验室存在何种原因。盲法复检的评价内容包括痰涂片检查结果的复核、痰标本的质量、涂膜的大小和厚度及染色情况。要根据痰涂片检查室间质量控制发现的问题，及时进行整改，以提高痰涂片检查的质量。也可以分不同级别和不同机构进行分析和评价。

资料来源：常规监测

收集频度：每年一次

11.2 痰涂片检查盲法复检不合格实验室的比例

定义：盲法复检中出现的不合格实验室数占盲法复检实验室总数的百分比。

公式：

$$
\text{不合格实验室的比例} = \frac{\text{盲法复检中出现的不合格实验室数}}{\text{盲法复检实验室数}} \times 100\%
$$

说明：不合格实验室，是指符合以下任意一种情况者：①只要有 1 张涂片为高假阴性（"2+"以上的阳性涂片被错误判读为阴性）或高假阳性（阴性片被错误判读为"2+"以上的阳性）；②有 3 张及以上痰涂片为低假阴性（阴性涂片被错误判断为"1+"及以下的低阳性）和 / 或低假阳性（"1+"及以下低阳性涂片被错误判断为阴性）。

也可以分不同级别和不同机构进行分析和评价。

指标评价：反映结核病实验室痰涂片检查工作的整体水平。如果发现有不合格实验室，要全面进行评估，从人员、设备、实验室操作流程和标准入手，发现导致实验室不合格的原因。针对存在的问题进行整改，保证实验室达标。

资料来源：常规监测

收集频度：每年一次

11.3 初诊患者痰标本合格率

定义：指某一地区，一定时期内，进行痰涂片检查的实验室接收的合格初诊痰标本（包括干酪痰、血痰和黏液痰）数占所有接收初诊的痰标本的比例。

公式：

$$痰标本合格率 = \frac{同期初诊合格痰标本数}{一定时期内接收初诊痰标本总数} \times 100\%$$

指标评价： 反映进行病原学检查的实验室获得的痰标本的质量。痰标本合格率较高，能帮助确定诊断，提高病原学阳性率，对治疗效果做出客观评价。痰标本合格率较低，要从患者留痰的健康教育入手，详细地讲解留痰对诊断的重要性，为患者示范留取合格痰标本的方法，提高痰标本的质量。

资料来源： 专题调查（实验室原始记录或实验室样本接收登记本）

收集频度： 每年一次

11.4 初诊患者痰涂片检查率

定义： 指某一地区、一定时期内，在结核病定点医疗机构接受痰涂片检查的初诊患者数占该期间到结核病定点医疗机构就诊的初诊患者数的比例。

公式：

$$初诊患者痰涂片\atop 检查率 = \frac{接受痰涂片检查的初诊患者数}{就诊的初诊患者数} \times 100\%$$

指标评价： 该指标评价结核病定点医疗机构对前来就诊的初诊患者进行痰涂片检查情况的指标。如痰涂片检查率指标过低可能是接诊流程存在问题，或者是实验室耗材及人力资源不足等原因造成，或者留痰方法健康教育不足有关。

资料来源： 常规监测

收集频度： 每年一次

11.5 初诊患者免费痰涂片检查率

定义： 指某一地区，一定时期内，在结核病定点医疗机构接受免费痰涂片检查的初诊患者数占该期间到结核病定点医疗机构就诊的初诊患者数的比例。

公式：

$$\frac{初诊患者免费}{痰涂片检测率} = \frac{接受免费痰涂片检查的初诊患者数}{就诊的初诊患者数} \times 100\%$$

指标评价：该指标评价结核病定点医疗机构对前来就诊的初诊患者进行免费痰涂片检查情况的指标。如免费痰涂片检查率指标过低可能由接诊流程存在问题，或者实验室耗材及人力资源不足等原因造成。要引起定点医疗机构领导的高度重视，分析产生的原因，采取有力措施，提高初诊患者免费痰涂片检测率。

资料来源：专题调查

收集频度：每年一次

11.6 活动性肺结核患者痰分子生物学检测率

定义：指某一地区、一定时期内，在结核病定点医疗机构接受痰分子生物学检测的活动性肺结核患者数占该期间诊断的活动性肺结核患者数的比例。

公式：

$$\frac{活动性肺结核患者痰}{分子生物学检测率} = \frac{\begin{array}{c}接受痰分子生物学检测的活动\\性肺结核患者数\end{array}}{诊断的活动性肺结核患者总数} \times 100\%$$

指标评价：该指标评价结核病定点医疗机构对活动性肺结核患者进行痰分子生物学检测情况的指标。根据各地具体情况对活动性肺结核患者开展适宜的痰分子生物学检测技术，均可不同程度地提高肺结核患者的病原学阳性率。该指标在一定程度上能够反映各地实验室的能力情况，但同时也会受到实验室人力资源的影响。如果该指标较低，要分析原因，是否试剂充足、人力充足等，根据存在的问题，采取措施，提高活动性肺结核患者分子生物学检测率。

资料来源：常规监测

收集频度：每年一次

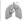

11.7 涂阴肺结核患者痰分子生物学检测率

定义：指某一地区，一定时期内，在结核病定点医疗机构接受分子生物学检查的涂阴肺结核患者数占该期间诊断的涂阴肺结核患者数的比例。

公式：

$$涂阴肺结核患者痰分子生物学检测率 = \frac{接受分子生物学检查的涂阴肺结核患者数}{诊断的涂阴肺结核患者总数} \times 100\%$$

指标评价：该指标评价结核病定点医疗机构对涂阴肺结核患者进行分子生物学检测情况的指标。根据各地具体情况对涂阴肺结核患者开展适宜的痰分子生物学检测技术，对涂阴肺结核患者开展分子生物学检测，可不同程度地提高肺结核患者的病原学阳性率。该指标在一定程度上能够提示各地实验室的能力情况，同时也会受到实验室人力资源的影响。如果该指标较低，要分析原因，如试剂、人力是否充足等，根据存在的问题采取措施，提高涂阴肺结核患者分子生物学检测率。

资料来源：常规监测

收集频度：每年一次

11.8 活动性肺结核患者病原学阳性率

定义：指某一地区、一定时期内，登记的肺结核患者（不包含单纯结核性胸膜炎）中病原学阳性患者的比例。病原学阳性包括痰涂片阳性、培养阳性或分子生物学阳性。

公式：

$$肺结核患者病原学阳性率 = \frac{登记病原学阳性患者数}{同期登记患者数} \times 100\%$$

指标评价：是评价某一地区结核病患者诊断水平的指标。该指标综合反映了实验室结核病病原学诊断和临床诊断的水平。病原学阳性率的高低，可能和实验室人员痰涂片和培养检测的技术水平、痰标本的质量，是否开展分子生物学检测，以及影像学的诊断能力等有关。

资料来源：常规监测

收集频度：每年一次

11.9 活动性肺结核患者痰涂片检查阳性率

定义：指某一地区、在一定时期内，登记的肺结核患者（不包含单纯结核性胸膜炎）中痰涂片检查阳性患者的比例。

公式：

$$肺结核患者痰涂片检查阳性率 = \frac{痰涂片阳性的患者数}{登记肺结核患者数} \times 100\%$$

指标评价：是评价某一地区结核病患者痰涂片诊断水平的指标。肺结核患者痰涂片检查阳性率的高低，可能和实验室人员痰涂片检测的技术水平、痰标本的质量，以及影像学的诊断能力等有关。

资料来源：常规监测

收集频度：每年一次

11.10 活动性肺结核患者分子生物学检测阳性率

定义：指某一地区，在一定时期内，登记的活动性肺结核患者（不包含单纯结核性胸膜炎）中分子生物学阳性患者的比例。

公式：

$$肺结核患者分子生物学检测阳性率 = \frac{分子生物学阳性的患者数}{登记活动性肺结核患者数} \times 100\%$$

指标评价：是评价某一地区活动性肺结核患者分子生物学诊断水平的指标。如果活动性肺结核患者分子生物学检测阳性率较低，主要与实验室开展分子生物学检测技术水平和留取痰标本质量等有关。因此，要分析其具体原因，根据存在的问题，采取相应的对策，提高活动性肺结核患者分子生物学检测阳性率。

资料来源：常规监测

收集频度：每年一次

11.11 涂阴肺结核患者痰分子生物学检测阳性率

定义： 指某一地区，在一定时期内，登记的涂阴肺结核患者（不包含单纯结核性胸膜炎）中痰分子生物学检测阳性患者的比例。

公式：

$$涂阴肺结核患者痰分子生物学检测阳性率 = \frac{痰分子生物学检测阳性的患者数}{登记的涂阴肺结核患者数} \times 100\%$$

指标评价： 是评价某一地区涂阴肺结核患者分子生物学诊断水平的指标。如果涂阴肺结核患者分子生物学检测阳性率较低，主要与实验室开展分子生物学检测技术水平和留取痰标本质量等有关。因此，要分析其具体的原因，根据存在的问题，采取相应的对策，改善分子生物学检测技术水平和留取痰标本质量，提高涂阴肺结核患者分子生物学检测阳性率。

资料来源： 常规监测

收集频度： 每年一次

12. 诊断

12.1 初诊患者胸部 X 线摄影检查率

定义： 指某一地区，一定时期内，在结核病定点医疗机构接受胸部 X 线摄影检查的初诊患者数占该期间到结核病定点医疗机构就诊的初诊患者数的比例。

公式：

$$初诊患者胸部 X 线摄影检查率 = \frac{接受胸部 X 线摄影检查的初诊患者数}{就诊的初诊患者数} \times 100\%$$

指标评价： 该指标评价结核病定点医疗机构对前来就诊的初诊患者进行胸部 X 线摄影检查情况的指标。如胸部 X 线摄影检查率指标过低可能由接诊流程存在问题，或者胸部 X 线摄影检查耗材及人力资源不足等原因造成。要引起定点医疗机构

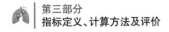
领导的高度重视,采取得力措施,提高初诊患者胸部 X 线摄影检查率。

资料来源:常规监测

收集频度:必要时

12.2 初诊患者免费胸部 X 线摄影检查率

定义:指某一地区,一定时期内,在结核病定点医疗机构接受免费胸部 X 线摄影检查的初诊患者数占该期间到结核病定点医疗机构就诊的初诊患者数的比例。

公式:

$$初诊患者免费胸部 \atop X 线摄影检查率 = \frac{接受免费胸部 X 线摄影检查的初诊患者数}{就诊的初诊患者数} \times 100\%$$

说明:就诊的初诊患者数不包括公费医疗和医保能报销的初诊患者数。

指标评价:该指标评价结核病定点医疗机构对前来就诊的初诊患者进行免费胸部 X 线摄影检查情况的指标。如免费胸部 X 线摄影检查率指标过低,可能是接诊流程存在问题,或者是胸部 X 线摄影检查耗材及人力资源不足等原因造成。要引起定点医疗机构领导的高度重视,采取得力措施,提高初诊患者免费胸部 X 线摄影检查率。

资料来源:专题调查

收集频度:每年一次

12.3 病原学阴性肺结核诊断小组组建率

定义:指县(区)级成立病原学阴性肺结核诊断小组的比例。

公式:

$$病原学阴性肺结核诊断 \atop 小组组建率 = \frac{成立诊断小组县(区)数}{有结核病门诊的县(区)数} \times 100\%$$

指标评价:该指标能够间接反映某一地区病原学阴性肺结

核诊断质量。病原学阴性肺结核诊断小组负责对辖区内病原学
阴性肺结核患者的诊断并对所有在治的病原学阴性肺结核病例
定期讨论,对于过诊、误诊的患者及时更正。每次讨论的结果,
详细记录在病案中。

资料来源:专题调查

收集频度:必要时

注:此项指标,各级用该指标对本级进行评价时采用定性
指标评价(即"是"或"否"),国家、省、地(市)级对所辖区域进
行总体评价时采用定量指标。

12.4 病原学阴性患者经诊断小组诊断率

定义:指某一地区,在一定时期内,经诊断小组诊断的病原
学阴性肺结核患者数占登记管理的全部病原学阴性肺结核患者
数的比例。

公式:

$$\frac{\text{病原学阴性患者经}}{\text{诊断小组诊断率}} = \frac{\text{经诊断小组诊断的病原学阴性}}{\text{病原学阴性肺结核患者总数}} \times 100\%$$

指标评价:该指标能够反映某一地区病原学阴性肺结核诊
断质量。执行规范诊断流程,在一定程度上可以提高病原学阴
性肺结核诊断质量。病原学阴性肺结核经诊断小组诊断比例
较高,说明该地区病原学阴性诊断相对规范,诊断质量较高,能
够在一定程度上提高病原学阳性率。如果指标较低,要查找原
因,是否存在机制未能建立、人力资源不足等问题,针对存在的
问题,及时改进。

资料来源:专题调查

收集频度:必要时

12.5 病原学阴性肺结核规范诊断比例

定义:指某一地区,在一定时期内,执行规范诊断流程的病
原学阴性肺结核患者数占登记管理全部病原学阴性肺结核患者
数的比例。

公式：

$$病原学阴性肺结核规范诊断比例 = \frac{规范诊断的病原学阴性肺结核患者数}{病原学阴性肺结核患者总数} \times 100\%$$

说明： 病原学阴性肺结核诊断流程包括：问诊、病原学检查、影像学检查、诊断小组讨论、诊断性治疗及必要的辅助检查。符合以下任意 2 个及以上条件为规范诊断：①问诊、病原学检查、影像学检查、诊断小组讨论为必备项目；②影像学检查表现不典型患者，诊断性抗感染治疗为必备项目；③病理学检查、结核相关辅助检查，依据技术条件至少选择一项。

指标评价： 该指标能够反映某一地区病原学阴性肺结核诊断质量。执行规范诊断流程，在一定程度上可以提高病原学阴性肺结核诊断质量。病原学阴性肺结核规范诊断比例较高，说明该地区病原学阴性诊断相对规范，诊断质量较高，能够在一定程度上提高病原学阳性率。如果此项指标较低，要查找原因，是否是机制未能建立，或人力资源不足等原因，针对存在的问题，及时改进。

资料来源： 专题调查
收集频度： 必要时

13. 登记与报告

13.1 发现的活动性肺结核患者漏登记率

定义： 指某一地区，在一定时期内，医疗卫生机构漏登记的肺结核患者占其同期发现肺结核患者的比例。

公式：

$$活动性肺结核患者漏登记率 = \frac{发现肺结核患者漏登记数}{同期发现肺结核患者数} \times 100\%$$

指标评价： 该指标反映医疗卫生机构发现的肺结核患者登记水平。漏登记率高说明医疗卫生机构没有按照《中华人民共和国传染病防治法》及《中华人民共和国传染病防治法实施办法》的规定报告传染病疫情和登记管理，要从医疗机构是否建立传染病报告和登记管理制度、是否有专人负责报病和登记工作、临床医师是否及时进行登记管理等方面进行深入分析。

资料来源：专题调查

收集频度：必要时

13.2 肺结核患者和疑似肺结核患者报告率

定义：指某一地区，在一定时期内，医疗卫生机构报告的肺结核患者和疑似肺结核患者数，占其同期发现肺结核患者和疑似肺结核患者数的比例。

公式：

$$
肺结核患者和疑似肺结核患者报告率 = \frac{网络报告肺结核患者和疑似肺结核患者数}{同期发现肺结核患者和疑似肺结核患者数} \times 100\%
$$

指标评价：该指标反映医疗卫生机构发现的肺结核患者和疑似肺结核患者的报告水平。报告率较低说明医疗卫生机构没有按照《中华人民共和国传染病防治法》及《中华人民共和国传染病防治法实施办法》的规定报告传染病疫情，要从医疗机构是否建立传染病管理制度，是否有专人负责报病工作，临床医师是否及时填写传染病报告卡等原因进行分析。

资料来源：专题调查

收集频度：必要时

13.3 登记活动性肺结核患者数量年递降（增）率

定义：指某一地区，在一定时期内，登记的肺结核患者减少（增加）数与上年登记的肺结核患者数的比例。

公式：

$$
登记活动性肺结核患者数量年递降（增）率 = \frac{登记的肺结核患者减少（增加）例数}{上年登记的肺结核患者数} \times 100\%
$$

说明：登记的肺结核患者减少（增加）例数＝上年登记患者数－本年登记患者数，如果为正数即为减少，如果是负数即为增加。

指标评价：在患者发现措施保持不变的情况下，该指标每年稳定下降，可能说明肺结核疫情在缓慢下降；如果下降速度过快（>5%，供参考），反映患者发现的水平在下降，要寻找原因（要除外人口减少的因素，包括行政区划变动、流动人口等）、采取措施，提高患者发现水平。如果速度增加（>5%，供参考），反映患者发现的水平在上升，要寻找上升原因，例如采取了主动发现等措施。如果没有采取主动发现等措施，应除外人口增加的因素（包括行政区划变动、流动人口等），患者数量明显增加，可能反映疫情有所上升，应该具体问题具体分析。

资料来源：常规监测

收集频度：每年一次

13.4 肺结核患者发现率

定义：指某一地区，在一定时期内，发现并登记的肺结核患者数占同期估算的肺结核发病人数的比例。

公式：

$$肺结核患者发现率 = \frac{某地一定时间内登记的肺结核患者例数}{同期估算的肺结核发病人数} \times 100\%$$

说明：估算肺结核发病人数＝全人口数×估算肺结核发病率（/10 万）。

指标评价：反映患者发现的水平。由于每年肺结核患者的发病人数是估算的，是一个估算指标。及时发现肺结核患者并给予规范的治疗是结核病防治策略的主要措施，高发现率和高成功治疗率才能保证传染源得到控制，结核病流行情况得到改善。发现率受患者发现水平和估算疫情水平的影响，患者发现率提高，可能是由于患者发现能力和水平的提高，也可能是估算疫情水平下降导致的，应该具体问题具体分析。

资料来源：常规监测和专题调查

收集频度： 必要时

13.5 肺结核患者从出现症状到确诊的时间间隔中位数

定义： 指某一地区，在一定时期内，诊断的肺结核患者从出现症状到被确诊为肺结核的时间间隔的中位数。

公式：

$$肺结核患者诊断时间间隔（天） = \frac{患者症状出现到诊断的总天数}{患者总数}$$

指标评价： 当诊断天数呈偏态分布时，一般用中位数进行评价。中位数的简单计算方法：将患者诊断间隔时间按照从小到大的顺序排列，原始数据个数为奇数时，数据个数加一除以二为中位数的位置，如 155 个患者，即（155+1）÷2=78，第 78 个患者的天数为中位数。原始数据个数为偶数时，将数据按照从小到大的顺序排列，中位数为中间两个数据的平均数，如 210 个患者，即 105 和 106 个患者平均天数为中位数。也可以用计算机相应公式进行计算。

资料来源： 常规监测

收集频度： 每年一次

13.6 单纯结核性胸膜炎患者占登记肺结核患者的比例

定义： 指某一地区、一定时期内，登记的结核性胸膜炎患者占登记肺结核患者的比例。

公式：

$$单纯结核性胸膜炎患者占登记肺结核患者的比例 = \frac{单纯结核性胸膜炎患者数}{登记肺结核患者数} \times 100\%$$

指标评价： 单纯结核性胸膜炎患者占登记肺结核患者比例的高低，一定程度上反映了该地区结核性胸膜炎的报告以及归口登记治疗管理情况，如果比例过高要分析原因，是否有局部地区的结核病感染情况加重的问题，如果有要及时采取对策。

资料来源： 常规监测

收集频度： 每年一次

13.7 非户籍肺结核患者占当地登记患者的比例

定义：指某一地区，一定时期内，非户籍肺结核患者占所在地登记肺结核患者总数的比例。

公式：

$$\text{非户籍肺结核患者占当地}\atop\text{登记患者的比例} = \frac{\text{非户籍肺结核患者例数}}{\text{当地登记患者总数}} \times 100\%$$

指标评价：该指标是评价某地一定时间内非户籍肺结核患者占本地登记肺结核患者的比例情况。某地非户籍肺结核患者比例较高，表明该地区流动人口结核病防治工作负担较重，应采取相应措施保障非户籍肺结核患者的治疗管理工作。

资料来源：常规监测

收集频度：每年一次

13.8 老年肺结核患者占登记肺结核患者的比例

定义：指某一地区，一定时期内，登记的 65 岁及以上的肺结核患者占登记肺结核患者的比例。

公式：

$$\text{老年肺结核患者占登记}\atop\text{肺结核患者的比例} = \frac{\geq 65 \text{ 岁的肺结核患者数}}{\text{登记肺结核患者数}} \times 100\%$$

指标评价：该指标间接反映某地区结核病疫情和防控工作难度。该指标的高低与当地结核病的疫情水平、诊断水平及是否开展老年人的主动筛查等措施有关。老年肺结核患者占登记肺结核患者比例较高的地区，其患者的治疗成功率也会受到影响。

资料来源：常规监测

收集频度：每年一次

14. 治疗前评估与方案制订

14.1 病原学阳性患者抗结核药物敏感性检测率

定义：指某一地区，一定时期内，进行抗结核药物敏感性检测患者数占登记病原学阳性肺结核患者的比例。

公式：

$$病原学阳性患者抗结核药物敏感性检测率 = \frac{进行抗结核药物敏感性检测患者数}{登记病原学阳性肺结核患者数} \times 100\%$$

指标评价： 是评价某一地区肺结核患者抗结核药物敏感性检测的指标。因某一地区病原学阳性肺结核患者利福平敏感检测的比例直接与结核病耐药检测工作质量密切相关，如一个地区内肺结核患者中的利福平敏感检测比例较低，说明肺结核患者的抗结核药物敏感性检测工作需要加强。

资料来源： 常规监测

收集频度： 每年一次

14.2 利福平敏感患者的比例

定义： 指某一地区，一定时期内登记的利福平敏感患者占登记肺结核患者的比例。

公式：

$$利福平敏感患者占肺结核患者的比例 = \frac{登记利福平敏感患者数}{登记肺结核患者数} \times 100\%$$

指标评价： 是评价某一地区肺结核患者利福平检测的指标。因某一地区肺结核患者利福平敏感的比例直接与结核病耐药监测工作质量密切相关，如一个地区内肺结核患者中的利福平敏感比例较低，是否与病原学阳性患者抗结核药物敏感性检测率较低有关，说明肺结核患者耐药检测工作需要加强。

资料来源： 常规监测

收集频度： 每年一次

14.3 利福平耐药未知患者的比例

定义： 指某一地区，一定时期内登记的利福平耐药未知患者占登记肺结核患者的比例。

公式：

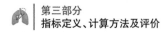
利福平耐药未知患者占
肺结核患者的比例 $= \dfrac{\text{登记利福平耐药未知患者数}}{\text{登记肺结核患者数}} \times 100\%$

指标评价: 是评价某一地区肺结核患者利福平检测的指标。因某一地区肺结核患者利福平耐药未知的比例直接与结核病耐药监测工作质量密切相关,如一个地区内肺结核患者中的利福平耐药未知比例较高,是否与病原学阳性患者抗结核药物敏感性检测率较低有关,说明肺结核患者的耐药检测工作需要加强。

资料来源: 常规监测

收集频度: 每年一次

14.4 复治患者占肺结核患者的比例

定义: 指某一地区,一定时期内登记的复治患者占登记肺结核患者的比例。

公式:

复治患者占肺结核
患者的比例 $= \dfrac{\text{登记复治患者数}}{\text{登记肺结核患者数}} \times 100\%$

指标评价: 是评价某一地区结核病治疗管理工作质量的指标。病原学阳性和病原学阴性可分别计算。因某一地区肺结核患者的初、复治比例直接与结核病治疗管理质量密切相关,如一个地区内结核病患者的治疗管理质量较好、治愈率较高,那么因中断治疗未愈的累积复治患者相对就较少。

资料来源: 常规监测

收集频度: 每年一次

14.5 治疗前肝功能检测率

定义: 指某一地区,一定时期内,按照要求进行治疗前肝功能检测的患者占登记治疗肺结核患者的比例。

公式:

治疗前肝功
能检测率 $= \dfrac{\text{按照要求进行治疗前肝功能检测的患者数}}{\text{登记治疗肺结核患者数}} \times 100\%$

指标评价：是评价某一地区结核病临床治疗管理工作质量的指标。如一个地区内接受治疗前的肺结核患者肝功能检测率较高，那么就会及时预测到抗结核药物可能产生的风险，及时处理，调整方案，确保抗结核治疗的安全性。

资料来源：专题调查

收集频度：必要时

14.6 治疗前肾功能检测率

定义：指某一地区，一定时期内，按照要求进行治疗前肾功能检测的患者占登记治疗肺结核患者的比例。

公式：

$$治疗前肾功能检测率 = \frac{按照要求进行治疗前肾功能检测的患者数}{登记治疗肺结核患者数} \times 100\%$$

指标评价：是评价某一地区结核病临床治疗管理工作质量的指标。如一个地区内接受治疗前的肺结核患者肾功能检测率较高，那么就会及时预测到抗结核药物可能产生的风险，及时处理，调整方案，确保抗结核治疗的安全性。

资料来源：专题调查

收集频度：必要时

14.7 治疗前血常规检测率

定义：指某一地区，一定时间内，按照要求进行治疗前血常规检测的患者占登记治疗肺结核患者的比例。

公式：

$$治疗前血常规检测率 = \frac{按照要求进行治疗前血常规检测的患者数}{登记治疗肺结核患者数} \times 100\%$$

指标评价：是评价某一地区结核病临床治疗管理工作质量的指标。如一个地区内接受治疗前的肺结核患者血常规检测率较高，那么就会及时预测到抗结核药物可能产生的风险，及时处理，调整方案，确保抗结核治疗的安全性。

资料来源：专题调查

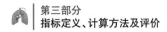
收集频度：必要时

14.8　咯血发生率

定义：指某一地区，一定时期内，发生咯血肺结核患者占登记治疗肺结核患者的比例。

公式：

$$咯血发生率 = \frac{发生咯血肺结核患者数}{登记治疗肺结核患者数} \times 100\%$$

指标评价：是评价某一地区结核病患者发现和临床治疗管理工作质量的指标。如一个地区内接受治疗的肺结核患者发生咯血的比例较高，一是说明当地患者发现延迟的现象较重，需要加强患者发现的健康教育工作和村级医生的及时推介工作；二是患者治疗管理工作质量有待加强。

资料来源：专题调查

收集频度：必要时

14.9　气胸发生率

定义：指某一地区，一定时期内发生气胸肺结核患者占登记治疗肺结核患者的比例。

公式：

$$气胸发生率 = \frac{发生气胸肺结核患者数}{登记治疗肺结核患者数} \times 100\%$$

指标评价：是评价某一地区结核病患者发现和临床治疗管理工作质量的指标。如一个地区内接受治疗的肺结核患者发生气胸肺结核患者比例高，一是说明当地患者发现时病情较重，需要加强患者发现的健康教育工作和村级医生的及时推介工作；二是患者治疗管理工作质量有待加强。

资料来源：专题调查

收集频度：必要时

14.10　心功能不全发生率

定义：指某一地区，一定时期内，发生心功能不全肺结核患者占登记治疗肺结核患者的比例。

公式：

$$心功能不全发生率 = \frac{发生心功能不全肺结核患者数}{登记治疗肺结核患者数} \times 100\%$$

指标评价：是评价某一地区结核病患者发现和临床治疗管理工作质量的指标。如一个地区内接受治疗的肺结核患者发生心衰肺结核患者比例高，一是说明当地患者发现延迟的现象较重，需要加强患者发现的健康教育工作和村级医生的及时推介工作；二是患者治疗管理工作质量有待加强。

资料来源：专题调查

收集频度：必要时

14.11 合并糖尿病患者的比例

定义：指某一地区，一定时期内，肺结核合并糖尿病患者占登记肺结核患者的比例。

公式：

$$合并糖尿病患者的比例 = \frac{合并糖尿病患者数}{登记肺结核患者数} \times 100\%$$

指标评价：是评价某一地区肺结核患者合并糖尿病的情况。如一个地区内肺结核患者合并糖尿病的比例较高，说明将给结核病治疗增加较大的难度，要延长疗程至少一年，同时要加强血糖的控制，血糖控制不佳增加了结核病治愈的难度。

资料来源：专题调查

收集频度：每年一次

14.12 合并硅沉着病患者的比例

定义：指某一地区，一定时期内，肺结核合并硅沉着病患者占登记肺结核患者的比例。

公式：

$$合并硅沉着病患者的比例 = \frac{合并硅沉着病患者数}{登记肺结核患者数} \times 100\%$$

指标评价：是评价某一地区肺结核患者合并硅沉着病的情况。如一个地区内肺结核患者合并硅沉着病的比例较高，说明将给结核病治疗增加较大的难度，要延长疗程至少一年，同时要加强硅沉着病的综合治疗，硅沉着病控制不佳增加了结核病治愈的难度。

资料来源： 专题调查

收集频度： 每年一次

14.13 合并 HIV/AIDS 患者的比例

定义： 指某一地区，一定时期内，肺结核合并 HIV/AIDS 患者占登记肺结核患者的比例。

公式：

$$合并\,HIV/AIDS\,患者的比例 = \frac{合并\,HIV/AIDS\,患者数}{登记肺结核患者数} \times 100\%$$

指标评价： 是评价某一地区肺结核患者合并 HIV/AIDS 的情况。如一个地区内肺结核患者合并 HIV/AIDS 的比例较高，说明将给结核病治疗增加较大的难度，要延长疗程至少一年，同时要加强抗病毒等治疗，抗病毒等治疗不及时增加了结核病治愈的难度。

资料来源： 专题调查

收集频度： 每年一次

14.14 合并结核性胸膜炎患者的比例

定义： 指某一地区，一定时期内，肺结核合并结核性胸膜炎患者占登记肺结核患者的比例。

公式：

$$\begin{array}{c}合并结核性胸膜炎\\患者的比例\end{array} = \frac{合并结核性胸膜炎患者数}{登记肺结核患者数} \times 100\%$$

说明： 单纯结核性胸膜炎不包括在内。

指标评价： 是评价某一地区肺结核患者合并结核性胸膜炎的情况。如一个地区内肺结核患者合并结核性胸膜炎的比例较高,说明将给结核病治疗增加较大的难度,要延长疗程至少 9～12 个月,同时要加强胸膜炎的治疗,胸膜炎治疗不佳增加了肺结核治愈的难度。

资料来源: 专题调查

收集频度: 每年一次

14.15 合并肺外结核患者的比例

定义: 指某一地区,一定时期内,肺结核合并肺外结核患者占登记肺结核患者的比例。

公式:

$$合并肺外结核患者的比例 = \frac{合并肺外结核患者数}{登记肺结核患者数} \times 100\%$$

指标评价: 是评价某一地区肺结核患者合并肺外结核的情况。如一个地区内肺结核患者合并肺外结核的比例较高,说明将给结核病治疗增加较大的难度,要延长疗程至少一年,同时要加强肺外结核的治疗,肺外结核治疗不佳增加了肺结核治愈的难度。

资料来源: 专题调查

收集频度: 每年一次

14.16 接受非医疗干预服务患者的比例

定义: 指在某一地区,一定时期内,接受非医疗干预服务患者数占接受治疗肺结核患者总数的比例。

公式:

$$接受非医疗干预服务患者的比例 = \frac{接受非医疗干预服务患者数}{接受治疗肺结核患者总数} \times 100\%$$

说明: 非医疗干预是指在县级医生的培训与基层医生的指导下,进行自我管理,规律服药,早期发现不良反应的征象,合理运动和饮食等。

指标评价: 用来评价接受非医疗干预服务患者的情况。此指标反映了当地肺结核治疗工作中自我管理治疗的开展情况。

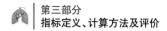

由于肺结核患者是采用不住院的居家治疗,自我管理治疗尤为重要。医务人员管理和自我管理相结合,患者才能更好地完成疗程,直至治愈。

资料来源:专题调查

收集频度:必要时

15. 接受治疗及检查

15.1 肺结核患者接受治疗率

定义:指某一地区,在一定时期内,接受治疗的肺结核患者占登记肺结核患者的比例。

公式:

$$
肺结核患者接受治疗率 = \frac{接受治疗的肺结核患者数}{肺结核患者登记数} \times 100\%
$$

指标评价:评价登记的肺结核患者接受治疗的情况。此指标反映了当地肺结核患者治疗工作的开展情况。

资料来源:常规监测

收集频度:每年一次

15.2 肺结核患者在县(区)级定点医疗机构接受治疗的比例

定义:指某地区,一定时期内,辖区内登记的肺结核患者在本县(区)结核病定点诊疗机构接受治疗的比例。

公式:

$$
肺结核患者在县(区)级定点医疗机构接受治疗的比例 = \frac{在本县(区)接受治疗的患者数}{辖区内登记的肺结核患者数} \times 100\%
$$

指标评价:评价某地区结核病分级诊疗工作的总体成效。肺结核患者在县(区)级定点医疗机构接受治疗的比例较高,则说明该地区结核病综合防治服务模式全面推广,初步建立了完善的结核病分级诊疗制度和综合防治服务模式,有着完善的结核病防治保障政策,切实降低患者的经济负担,减少结核病的发病和传播。

资料来源:常规监测

收集频度:每年一次

15.3 实施标准/合理治疗方案患者的比例

定义:指在某地区,一定时期内,登记的肺结核患者中实施标准/合理治疗方案的患者比例。

公式:

$$\text{标准/合理治疗方案患者的比例} = \frac{\text{实施标准/合理治疗方案的患者数}}{\text{接受治疗肺结核患者总数}} \times 100\%$$

指标评价:用来评价登记肺结核患者标准/合理治疗方案的使用情况。《结核病预防控制工作规范》已明确规定了肺结核患者的标准化治疗方案,只有接受标准治疗方案的患者才能作为上述公式中的分子。如果药物不良反应调整为合理的方案也可作为上述公式中的分子。此指标反映了当地肺结核治疗工作的规范开展情况。

资料来源:专题调查

收集频度:必要时

15.4 抗结核固定剂量复合制剂使用率

定义:指在某地区,一定时期内,登记的肺结核患者中使用抗结核固定剂量复合制剂的患者比例。

公式:

$$\text{抗结核固定剂量复合制剂使用率} = \frac{\text{使用抗结核固定剂量复合制剂患者数}}{\text{接受治疗肺结核患者总数}} \times 100\%$$

指标评价:用来评价登记肺结核患者使用抗结核固定剂量复合制剂的情况。《结核病预防控制工作规范》推荐肺结核患者使用抗结核固定剂量复合制剂进行治疗。此指标反映了当地执行国家标准和肺结核治疗工作的规范开展情况。

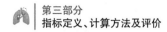

资料来源：专题调查

收集频度：必要时

15.5 实施住院治疗患者的比例

定义：指在某地区，一定时期内，登记的肺结核患者中实施住院治疗患者的比例。

公式：

$$实施住院治疗患者的比例 = \frac{实施住院治疗患者数}{接受治疗肺结核患者总数} \times 100\%$$

说明：住院治疗患者包括诊断后住院和住院期间诊断的患者。

指标评价：用来评价登记肺结核患者中实施住院治疗患者的情况。《结核病预防控制工作规范》推荐在门诊进行治疗，以减轻患者的治疗经济负担，必要时可以住院治疗，保证危急重症患者得到有效的治疗，促进患者成功治疗。

资料来源：专题调查

收集频度：必要时

15.6 二线抗结核药物不合理使用率

定义：指在某地区，一定时期内，调查的肺结核患者中不合理使用二线抗结核药物患者的比例。

公式：

$$二线抗结核药物不合理使用率 = \frac{不合理使用二线抗结核药物患者数}{调查肺结核患者数} \times 100\%$$

指标评价：用来评价肺结核患者规范治疗的情况。《结核病预防控制工作规范》要求合理使用二线抗结核药物。不得将喹诺酮类等药物作为抗炎药物用于初治肺结核患者的抗炎治疗，以保证减少二线抗结核药物耐药的发生。

资料来源：专题调查

收集频度：必要时

15.7 治疗2个月末、5个月末和疗程结束时查痰率

定义：指某一地区，在一定时期内，肺结核患者治疗至2个

月末、5 个月末和疗程结束时进行痰涂片或痰培养检查的肺结核患者数占登记肺结核患者数量的比例。

公式：

$$治疗2个月末查痰率 = \frac{2\ 个月末痰菌检查患者数}{登记肺结核患者数} \times 100\%$$

$$治疗5个月末查痰率 = \frac{5\ 个月末痰菌检查患者数}{登记肺结核患者数} \times 100\%$$

$$疗程结束时查痰率 = \frac{疗程结束时痰菌检查患者数}{登记肺结核患者数} \times 100\%$$

指标评价：了解某地区登记的肺结核患者治疗 2 个月末、5 个月末和疗程结束时痰菌检查的情况，以此评价肺结核患者的治疗转归结果。

资料来源：常规监测

收集频度：每年一次

15.8 治疗 2 个月末和疗程结束时胸部影像学检查率

定义：指某一地区，在一定时期内，肺结核患者治疗至 2 个月末和疗程结束时进行胸部影像学检查的肺结核患者数占登记肺结核患者数量的比例。

公式：

$$治疗2个月末胸部影像学检查率 = \frac{治疗2个月末胸部影像学检查患者数}{登记肺结核患者数} \times 100\%$$

$$疗程结束时胸部影像学检查率 = \frac{疗程结束时胸部影像学检查患者数}{登记肺结核患者数} \times 100\%$$

指标评价：了解某地区登记的肺结核患者治疗第 2 个月末和疗程结束时胸部影像学检查的情况，作为参考条件，评价肺结核患者的治疗转归结果。

资料来源：专题调查

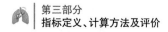
收集频度：每年一次

15.9 治疗期间血常规检查率

定义：指某一地区，一定时期内，按照要求进行治疗期间血常规检查的患者占登记治疗肺结核患者的比例。

公式：

$$治疗期间血常规检查率 = \frac{按照要求进行治疗期间血常规检查的患者数}{登记治疗肺结核患者数} \times 100\%$$

指标评价：是评价某一地区结核病临床治疗管理工作质量的指标。如一个地区内接受治疗期间的肺结核患者血常规检查率较高，那么就会及时监测到抗结核药物产生的风险，及时处理，确保抗结核治疗的安全性。

资料来源：专题调查

收集频度：必要时

15.10 治疗期间肝功能检查率

定义：指某一地区，一定时期内，按照要求进行治疗期间肝功能检查的患者占登记治疗肺结核患者的比例。

公式：

$$治疗期间肝功能检查率 = \frac{按照要求进行治疗期间肝功能检查的患者数}{登记治疗肺结核患者数} \times 100\%$$

指标评价：是评价某一地区结核病临床治疗管理工作质量的指标。如一个地区内接受治疗期间的肺结核患者肝功能检查率较高，那么就会及时监测到抗结核药物产生的风险，及时处理，确保抗结核治疗的安全性。

资料来源：专题调查

收集频度：必要时

15.11 治疗期间肾功能检查率

定义：指某一地区，一定时期内，按照要求进行治疗期间肾功能检查的患者占登记治疗肺结核患者的比例。

公式：

$$治疗期间肾功能检查率 = \frac{按照要求进行治疗期间肾功能检查的患者数}{登记治疗肺结核患者数} \times 100\%$$

指标评价：是评价某一地区结核病临床治疗管理工作质量的指标。如一个地区内接受治疗期间的肺结核患者肾功能检查率较高，那么就会及时监测到抗结核药物产生的风险，及时处理，确保抗结核治疗的安全性。

资料来源：专题调查

收集频度：必要时

15.12 治疗期间视力视野检查率

定义：指某一地区，一定时期内，按照要求进行治疗期间视力视野检查的患者占登记治疗肺结核患者的比例。

公式：

$$治疗期间视力视野检查率 = \frac{按照要求进行治疗期间视力视野检查的患者数}{登记治疗肺结核患者数} \times 100\%$$

指标评价：是评价某一地区结核病临床治疗管理工作质量的指标。如一个地区内接受治疗的肺结核患者视力视野检查率较高，那么就会及时监测到抗结核药物产生的风险，及时处理，确保抗结核治疗的安全性。

资料来源：专题调查

收集频度：必要时

15.13 病原学阳性患者治疗 2 个月末痰菌阴性率

定义：指某一地区，在一定时期内，病原学阳性患者治疗至 2 个月末时痰涂片或痰培养阴性的肺结核患者占登记病原学阳性肺结核患者的比例。

公式：

$$治疗2个月末 \atop 痰菌阴性率 = \frac{治疗2个月末痰菌阴性患者数}{病原学阳性患者登记数} \times 100\%$$

指标评价：了解某地区登记的初（复）治病原学阳性患者治疗第2个月（或第3个月）末痰菌阴性的情况，以此评价结核病的治疗与管理情况。一个初（复）治患者在治疗第2个月末时痰菌阴转，一般都可以获得治愈，反之治愈的机会较小。初、复治肺结核患者分别进行统计。

资料来源：常规监测

收集频度：每年一次

16. 优惠政策落实

16.1 门诊治疗患者享受门诊慢/特病等医疗保险政策的比例

定义：某地区，一定时期内，调查门诊治疗肺结核患者中享受门诊慢/特病等医疗保险政策的比例。

公式：

$$享受门诊慢/特 \atop 病医疗保险政 \atop 策的比例 = \frac{享受门诊慢/特病等医疗保险患者数}{调查门诊治疗肺结核患者数} \times 100\%$$

指标评价：评价某地区门诊接受治疗患者的医疗保障水平。如果将肺结核患者治疗列入门诊慢/特病的报销范畴，间接反映肺结核患者获得医疗保障的情况，并可以减轻患者的医疗经济负担，增加完成治疗的机会，对减少结核病疫情起到极大的促进作用。

资料来源：专题调查

收集频度：必要时

16.2 住院患者享受结核病特殊报销政策的比例

定义：某地区，一定时期内，调查住院治疗肺结核患者中享受结核病特殊医疗保险政策的比例。

公式：

$$
\begin{array}{l} 住院治疗肺结核患者 \\ 享受结核病特殊医疗 \\ 保险政策的比例 \end{array} = \dfrac{\begin{array}{c}享受结核病特殊医疗保险政策\\患者数\end{array}}{调查住院治疗肺结核患者数} \times 100\%
$$

指标评价： 评价某地区住院接受治疗患者的医疗保障水平。如果给予住院治疗肺结核患者特殊的报销政策，间接反映肺结核患者获得医疗保障的情况，并可以减轻患者的医疗经济负担，增加完成治疗的机会，对减少结核病疫情起到极大的促进作用。

资料来源： 专题调查

收集频度： 必要时

16.3 患者免费抗结核药物使用率

定义： 指某地区，一定时期内，辖区内登记的肺结核患者中使用免费抗结核药物治疗的比例。

公式：

$$
\begin{array}{l} 患者免费抗结核 \\ 药物使用率 \end{array} = \dfrac{使用免费抗结核药物治疗患者数}{辖区内登记治疗的肺结核患者数} \times 100\%
$$

说明： 在治疗期间只要使用过免费抗结核药物即包括在内。

指标评价： 评价某地区肺结核患者接受免费抗结核药物治疗的情况。肺结核患者在县（区）级定点医疗机构接受免费抗结核药物治疗的比例高，则说明该地区医生和患者对国家免费治疗政策理解得好；如果较低，主要说明医生的理解程度较差，因此要对医生进行培训，说明免费提供抗结核药品的重要意义，体现了党和国家的结核病防治保障政策，切实降低患者医疗的经济负担。

资料来源： 专题调查

收集频度： 必要时

16.4 治疗期间免费痰涂片检查率

定义: 指某地区, 一定时期内, 辖区内登记的肺结核患者在治疗期间免费痰涂片检查的比例。

公式:

$$治疗期间免费痰涂片检查率 = \frac{治疗期间免费痰涂片检查患者数}{辖区内登记治疗的肺结核患者数} \times 100\%$$

指标评价: 评价某地区肺结核患者治疗期间接受免费痰涂片检查的情况。肺结核患者在县(区)级定点医疗机构接受免费痰涂片检查的比例较高, 则说明该地区定点医疗机构的领导和医生对国家免费检查政策理解得好; 如果较低, 主要说明定点医疗机构的领导和医生的理解程度较差, 因此要对定点医疗服务机构的领导和医生进行培训, 说明免费提供痰涂片检查的重要意义, 体现了党和国家的结核病防治保障政策, 切实降低患者医疗的经济负担。

资料来源: 专题调查

收集频度: 必要时

16.5 治疗2个月末和疗程结束时免费胸部X线摄影检查率

定义: 指某地区, 一定时期内, 辖区内登记的肺结核患者在治疗2个月末和疗程结束时免费胸部X线摄影检查的比例。

公式:

$$治疗2个月末时免费胸部X线摄影检查率 = \frac{治疗期间免费胸部X线摄影检查患者数}{治疗2个月末在治疗的肺结核患者数} \times 100\%$$

$$疗程结束时免费胸部X线摄影检查率 = \frac{治疗期间免费胸部X线摄影检查患者数}{疗程结束时肺结核患者数} \times 100\%$$

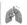

指标评价：评价某地区肺结核患者治疗期间接受免费胸部 X 线摄影检查的情况。肺结核患者在县（区）级定点医疗机构接受免费胸部 X 线摄影检查的比例较高，则说明该地区定点医疗机构的领导和医生对国家免费检查政策理解得好；如果较低，主要说明定点医疗机构的领导和医生的理解程度较差，因此要对定点医疗服务机构的领导和医生进行培训，说明免费提供胸部 X 线摄影检查的重要意义，体现了党和国家的结核病防治保障政策，切实降低患者医疗的经济负担。

资料来源：专题调查

收集频度：必要时

16.6 住院费用不同支付来源的构成比（含自付比例）

定义：指住院的肺结核患者不同支付来源（医保、民政和自付等）治疗费用占住院总医疗费用的构成比例。

公式：

$$住院费用不同支付来源的构成比 = \frac{不同支付来源治疗费用}{住院治疗患者的总费用} \times 100\%$$

指标评价：该指标反映住院患者医疗费用支出来源的构成情况，间接反映该地区医疗保障的政策情况，以及不同费用来源患者对于患者治疗费用的贡献。该指标可以按照不同支出来源分别分析，根据患者费用支出来源构成在不同时期的变化情况，可相应地调整肺结核治疗费用的有关政策，进而降低肺结核患者治疗的经济负担。

资料来源：专题调查

收集频度：必要时

16.7 次均住院费用

定义：指住院的肺结核患者每次住院治疗的平均费用。

公式：

$$次均住院费用（元）= \frac{调查住院治疗患者的总医疗费用（元）}{调查住院治疗患者数}$$

指标评价：该指标反映该地区住院肺结核患者医疗费用情况。如果次均住院费用过高，应分析是否有不合理检查和不合理用药的情况。如果有不合理检查和不合理用药的情况，就要相应地调整肺结核治疗的有关策略，进而降低肺结核患者治疗的经济负担。如果患者的住院医疗费用属于偏态分布，同时要分析患者医疗费用的中位数情况。

资料来源：专题调查

收集频度：必要时

16.8 门诊全程治疗费用不同支付来源的构成比（含自付比例）

定义：指门诊治疗的肺结核患者不同支付来源（医保、民政和自付等）治疗费用占门诊总医疗费用的构成比例。

公式：

$$门诊费用不同支付来源的构成比 = \frac{不同支付来源治疗费用}{门诊治疗患者的总费用} \times 100\%$$

指标评价：该指标反映门诊治疗患者医疗费用支出来源的构成情况，间接反映该地区医疗保障的政策情况，以及不同费用来源患者对于患者治疗费用的贡献。该指标可以按照不同支出来源分别分析，根据患者费用支出来源构成在不同时期的变化情况，可相应地调整肺结核治疗费用有关策略，进而降低肺结核患者治疗的经济负担。

资料来源：专题调查

收集频度：必要时

16.9 次均门诊费用

定义：指门诊治疗的肺结核患者每次门诊治疗的平均费用。

公式：

$$次均门诊费用（元）= \frac{调查门诊治疗患者的总医疗费用（元）}{调查门诊治疗患者总例次数}$$

说明：调查门诊治疗患者总例次数为门诊治疗患者的门诊就诊次数之和。例如，5例患者，分别就诊次数为6、7、6、8和9

次，总例次数为36次。

指标评价：该指标反映该地区门诊肺结核患者医疗费用情况。如果次均门诊费用过高，应分析是否有不合理检查和不合理用药的情况，如有，就要相应地调整肺结核治疗的有关策略，进而降低肺结核患者治疗的经济负担。如果患者门诊医疗费用属于偏态分布，同时要分析患者医疗费用的中位数情况。

资料来源：专题调查

收集频度：必要时

16.10 全程治疗费用不同支付来源的构成比（含自付比例）

定义：指门诊＋住院全程治疗的肺结核患者不同支付来源（医保、民政和自付等）治疗费用占门诊总医疗费用的构成比例。

公式：

$$\text{全程治疗费用不同支付来源的构成比} = \frac{\text{门诊＋住院不同支付来源治疗费用}}{\text{门诊＋住院治疗患者的总费用}} \times 100\%$$

指标评价：该指标反映门诊＋住院全程治疗患者医疗费用支出来源的构成情况，间接反映该地区医疗保障的政策情况，以及不同费用来源患者对于患者治疗费用的贡献。该指标可以按照不同支出来源分别分析，根据患者费用支出来源构成在不同时期的变化情况，可相应地调整肺结核治疗费用有关策略，进而降低肺结核患者治疗的经济负担。

资料来源：专题调查

收集频度：必要时

16.11 患者因结核病诊疗导致家庭灾难性支出的比例

定义：某地区，一定时期内，调查的肺结核患者中发生家庭灾难性支出患者的比例。

公式：

$$\text{结核病患者家庭灾难性支出比例} = \frac{\text{发生家庭灾难性支出的患者数}}{\text{调查肺结核患者总数}} \times 100\%$$

说明：家庭灾难性支出指肺结核患者自付费用超过其患病前家庭年收入的20%；自付费用包括直接医疗费用（如挂号费、诊疗费、住院费等）、直接非医疗费用（如患者及家属的交通费、食宿费等）、间接费用（如患者及家属的误工费等）。

指标评价：该指标直接反映肺结核患者经济负担情况。主要评价该地区是否将肺结核（包括耐多药肺结核）纳入基本医疗保险门诊特殊病种支付范围；对符合条件的贫困结核病患者是否及时给予相应治疗和救助；是否采取各种措施，切实降低患者自付比例，避免患者家庭发生灾难性支出而因病致贫返贫。

资料来源：专题调查

收集频度：必要时

17. 治疗管理

17.1 跨区域肺结核患者到位信息反馈率

定义：指在某地区，一定时期内，转入地对所有跨区域转入的肺结核患者向转出地发送到位信息反馈的比例。

公式：

$$跨区域肺结核患者到位信息反馈率 = \frac{发送到位信息反馈至转出地的患者数}{转入的患者数} \times 100\%$$

指标评价：该指标反映肺结核患者的跨区域治疗管理和合作水平，是评价转入地疾病预防控制机构、结核病防治定点医疗机构跨区域管理工作开展情况的重要指标。

资料来源：常规监测

收集频度：每年一次

17.2 跨区域肺结核患者到位率

定义：指在某地区，一定时期内，到位的跨区域肺结核患者例数占该时段全部跨区域肺结核患者的比例。

公式：

$$跨区域肺结核患者\atop 到位率 = \frac{到位的跨区域肺结核患者数}{全部跨区域肺结核患者数} \times 100\%$$

指标评价：该指标用于评价某地对跨区域肺结核病患者的转出、转入和追踪工作情况。到位率较高，表明转出地和转入地对跨区域肺结核患者的转出、转入及追踪措施得当；反之，则表明转出地和转入地对跨区域肺结核患者的转出、转入及追踪工作存在问题，应及时整改。

资料来源：常规监测

收集频度：每年一次

17.3 跨区域肺结核患者转出比例

定义：指在某地区，一定时期内，转出的肺结核患者占该地登记肺结核患者的比例。

公式：

$$跨区域肺结核患者\atop 转出比例 = \frac{转出的肺结核患者例数}{登记的肺结核患者总数} \times 100\%$$

指标评价：该指标反映某地跨区域肺结核患者转出的比例。转出比例较低有利于开展对患者的治疗管理工作，提高成功治疗率；转出比例较高则可能影响患者的治疗管理相关工作，转入地反馈信息不好从而导致患者成功治疗率的下降。

资料来源：常规监测

收集频度：每年一次

17.4 患者电子药盒督导服药使用率

定义：指某地区，一定时期内，辖区内登记的肺结核患者中使用电子药盒督导服药患者的比例。

公式：

$$患者电子药盒督导\atop 服药使用率 = \frac{使用电子药盒督导服药患者数}{辖区内登记治疗的肺结核患者数} \times 100\%$$

指标评价：评价某地区肺结核患者接受电子药盒督导服药的情况。肺结核患者使用电子药盒督导服药的比例较高，则说明该地区医生和患者对使用电子药盒督导服药的意义理解得好；如果较低，主要说明医生和患者的理解程度较差，因此要对医生进行培训，对患者说明使用电子药盒督导服药的重要意义，切实提高患者治疗的依从性。

资料来源：项目报表

收集频度：每年一次

17.5 患者微信督导服药使用率

定义：指某地区，一定时期内，辖区内登记的肺结核患者中使用微信督导服药患者的比例。

公式：

$$患者微信督导服药使用率 = \frac{使用微信督导服药患者数}{辖区内登记治疗的肺结核患者数} \times 100\%$$

指标评价：评价某地区肺结核患者接受微信督导服药的情况。肺结核患者使用微信督导服药的比例较高，则说明该地区医生和患者对使用微信督导服药的意义理解得好；如果较低，主要说明医生和患者的理解程度较差，因此要对医生进行培训，对患者说明使用微信督导服药的重要意义，切实提高患者治疗的依从性。

资料来源：项目报表

收集频度：每年一次

17.6 基层人员第一次入户访视率

定义：指基层医疗卫生机构人员按照要求进行第一次入户访视的肺结核患者数占应管理的肺结核患者数的比例。

公式：

$$基层人员第一次入户访视率 = \frac{开展第一次入户访视的肺结核患者数}{辖区内应管理的患者数} \times 100\%$$

指标评价：间接反映对肺结核患者的管理水平。较高的72小时内第一次入户访视率是高患者管理率和高成功治疗率的前提，该指标有助于实时掌握辖区内患者的治疗管理情况，同时也反映了基层医疗卫生机构对肺结核患者健康管理工作的落实情况。

资料来源：常规监测

收集频度：每年一次

17.7 基层医务人员采用微信督导管理率

定义：指某地区，一定时期内，辖区内基层医务人员使用微信督导管理肺结核患者占应管理的肺结核患者数的比例。

公式：

$$使用微信督导管理率 = \frac{使用微信督导管理患者数}{辖区内应管理的肺结核患者数} \times 100\%$$

指标评价：评价某地区基层医务人员使用微信督导管理肺结核患者的情况。基层医务人员使用微信督导管理肺结核患者的比例较高，则说明该地区医生对使用微信督导管理的意义理解得好；如果较低，主要说明医生的理解程度较差，因此要对医生进行培训，说明使用微信督导管理的重要意义，切实提高患者治疗的依从性。

资料来源：专题调查

收集频度：每年一次

17.8 患者规则服药率

定义：指一定地区，一定时期内，规则服药的患者数占同期辖区内已完成治疗的肺结核患者人数的比例。

公式：

$$规则服药率（总体） = \frac{规则服药的患者人数}{同期辖区内停止治疗的患者人数} \times 100\%$$

$$患者个体服药率 = \frac{实际服药次数}{应服药次数} \times 100\%$$

说明：应服药次数为开始治疗到停止治疗期间的服药次

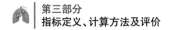

数。在整个疗程中,患者服药率达到90%及以上为规则服药。

指标评价: 该指标反映患者的治疗依从性,可以间接反映出患者规范管理水平。规则服药率较高,有助于提高成功治疗率,并有效降低耐药结核的发生。规则服药率较低,提示需加强患者管理工作,有针对性地加强健康教育。

资料来源: 常规监测

收集频度: 每年一次

17.9 患者规范管理率

定义: 指基层医疗卫生机构规范管理的肺结核患者占应管理的肺结核患者比例。

公式:

$$患者规范管理率 = \frac{规范管理的肺结核患者人数}{辖区内治疗管理的患者人数} \times 100\%$$

说明: 规范管理指辖区内确诊的患者中,具有第一次入户随访记录,同时在患者治疗期间每月至少有1次随访和相应的随访记录。

指标评价: 可以间接反映出患者规范管理水平。较高的患者规范管理率是高成功治疗率的前提,该指标反映了基层医疗卫生机构对肺结核患者健康管理工作的落实情况。

资料来源: 项目报表

收集频度: 每年一次

17.10 活动性肺结核患者成功治疗率

定义: 指在某一地区,一定时期内,治愈和完成疗程的肺结核患者占登记肺结核患者的比例。

公式:

$$\frac{肺结核患者成功}{治疗率} = \frac{治愈和完成疗程的肺结核患者数}{肺结核患者登记数} \times 100\%$$

说明: 肺结核患者登记数不包括:①转入耐多药;②诊断变更。

指标评价：反映肺结核患者接受规则治疗及规范管理的总体效果，是评价结核病防治规划实施质量和效果的重要指标。

资料来源：常规监测

收集频度：每年一次

17.11 病原学阳性患者治愈率

定义：指在某一地区，一定时期内，治愈的病原学阳性患者占登记的病原学阳性肺结核患者的比例。

公式：

$$\frac{\text{病原学阳性患者}}{\text{治愈率}} = \frac{\text{治愈的病原学阳性患者数}}{\text{病原学阳性患者登记数}} \times 100\%$$

说明：病原学阳性患者登记数不包括转入耐多药。

指标评价：治愈率是评价结核病患者治疗效果与管理质量的重要指标，也是评价结核病防治规划实施质量和效果的重要指标。初、复治患者，利福平敏感患者和利福平耐药患者可分别进行统计。

资料来源：常规监测

收集频度：每年一次

17.12 病原学阴性患者完成治疗率

定义：指某一地区，一定时期内，完成治疗的病原学阴性患者占登记病原学阴性患者的比例。

公式：

$$\frac{\text{病原学阴性患}}{\text{者完成治疗率}} = \frac{\text{完成治疗的病原学阴性患者数}}{\text{登记病原学阴性患者数}} \times 100\%$$

说明：登记病原学阴性患者数不包括：①转入耐多药；②诊断变更。

指标评价：反映了病原学阴性患者接受规则治疗及规范管理的总体效果，也是评价结核病防治规划实施质量和效果的重要指标。

资料来源：常规监测

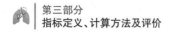
收集频度：每年一次

17.13 活动性肺结核患者因结核病的病死率

定义：指在某一地区，一定时期内，登记的肺结核患者中因结核病死亡的人数占登记患者数的比例。

公式：

$$活动性肺结核患者因\atop结核病的病死率 = \frac{因结核病死亡人数}{结核病患者登记数} \times 100\%$$

说明：结核病患者登记数不包括：①转入耐多药；②诊断变更。

指标评价：该指标反映结核病治疗方案的效果和治疗管理质量，但与个体差异有关。初、复治患者，病原学阴性、病原学阳性，利福平耐药和利福平敏感患者应分别进行统计。

资料来源：常规监测

收集频度：每年一次

17.14 活动性肺结核患者治疗失败率

定义：指在某一地区，一定时期内，登记的患者中治疗失败患者数占登记患者数的比例。

公式：

$$活动性肺结核患者治疗失败率 = \frac{治疗失败患者数}{登记患者数} \times 100\%$$

说明：登记患者数不包括诊断变更。

指标评价：该指标反映结核病治疗管理质量。初、复治患者，病原学阴性、病原学阳性，利福平耐药和利福平敏感患者应分别进行统计。

资料来源：常规监测

收集频度：每年一次

17.15 活动性肺结核患者失访率

定义：指在某一地区，一定时期内，登记患者中失访患者的比例。

公式：

$$活动性肺结核患者失访率 = \frac{失访患者数}{登记患者数} \times 100\%$$

说明： 失访指患者中断治疗超过 2 个月，经医生努力追访仍无法追回继续治疗的患者。登记患者数不包括：①转入耐多药；②诊断变更。

指标评价： 该指标反映了结核病患者的治疗管理质量。失访率较高，需要开展专项调查，具体分析失访的原因，针对存在问题提出改进措施。

资料来源： 常规监测

收集频度： 每年一次

18. 信息管理与利用

18.1 报告信息及时率

定义： 指在某地区，一定时期内，能够按国家要求的时限及时上报各种结核病信息的患者数占辖区内应报告患者数的比例。

公式：

$$报告信息及时率 = \frac{能够按国家要求的时限及时上报各种结核病信息的患者数}{辖区内应报告的患者数} \times 100\%$$

说明： 按国家要求的时限及时上报是指 24 小时内完成大疫情网络直报相关信息的录入。

指标评价： 该指标能够反映某地区报告信息的及时情况。

资料来源： 常规监测

收集频度： 每年一次

18.2 报告信息完整率

定义： 指在某地区，一定时期内，上报各种信息的选项内容中，完整填写选项数占应填写选项数的比例。

公式：

$$报告信息完整率 = \frac{完整填写选项数}{应填写选项数} \times 100\%$$

指标评价：该指标反映某地区报告信息的完整情况，是评价某地区报告信息质量的指标。高质量的监测信息是开展信息分析的前提，反之就不能客观地反映所要了解的情况，甚至对决策起误导作用。

资料来源：常规监测

收集频度：每年一次

18.3 病案记录与监测系统的一致率

定义：指在某地区，一定时期内，病案记录与监测系统中信息的一致率。

公式：

$$病案记录与监测系统的一致率 = \frac{核查一致信息的条目数}{核查总信息条目数} \times 100\%$$

指标评价：该指标用于评价监测资料的收集质量，即统计报表数据的准确性。一致率较高，说明监测系统的数据真实、准确，通过监测系统数据进行分析的结果越客观、可信。

资料来源：专题调查

收集频度：必要时

18.4 村级医生上传患者管理信息的比例

定义：指在某地区，一定时期内，能够按照要求的时限及时上传各种肺结核患者管理信息的患者数占辖区内应管理患者数的比例。

公式：

$$村级医生上传患者管理信息的比例 = \frac{能够按照要求的时限及时上传各种肺结核患者管理信息的患者数}{辖区内应管理的患者数} \times 100\%$$

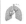

说明： 按照要求完成基层公共卫生管理平台的患者管理相关信息的录入，主要信息包括：访视、患者服药和评估等信息。

指标评价： 该指标反映某地区报告信息的及时情况。

资料来源： 专题调查

收集频度： 必要时

18.5 进行季度信息通报的比例

定义： 指在某地区，一定时期内，疾病预防控制机构要利用信息报告资料常规开展结核病监测信息分析并通报季度的比例。

公式：

$$\text{进行信息分析和通报的比例} = \frac{\text{进行信息分析和通报的季度数}}{\text{应进行季度信息通报的季度数}} \times 100\%$$

说明： 各级疾病预防控制机构要利用信息报告资料常规开展结核病监测信息分析，每季度至少一次。要有重点地开展肺结核的流行特征及趋势分析，以及结核病防治工作进展及效果等专题分析。各级疾病预防控制机构要定期将监测信息的分析结果以信息、简报或报告等形式向同级卫生健康行政部门报告，并反馈至上一级疾病预防控制机构。县（区）级疾病预防控制机构还要将分析结果反馈到辖区内的基层医疗卫生机构、结核病定点和非定点医疗机构。

指标评价： 该指标用于评价利用信息报告资料常规开展结核病监测信息分析和通报的情况。此项比例较高，说明已经获得的结核病监测信息利用得较好，起到了监测系统收集数据的作用。

资料来源： 专题调查

收集频度： 必要时

19. 健康教育

19.1 发放结核病健康教育材料人均份数

定义： 指某一地区，在一定时期内，发放给大众的结核病知

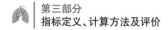
识健康教育材料的人均份数。

公式：

$$\begin{matrix}\text{发放结核病}\\\text{健康教育材}\\\text{料人均份数}\end{matrix} = \frac{\text{发放给大众的结核病知识健康教育材料份数}}{\text{辖区内人口数}}$$

指标评价： 评价发送给大众结核病知识材料的数量情况。此指标反映了当地结核病健康教育工作的开展情况。大众获得健康教育的份数较多，有助于提高大众对结核病的警觉性，进而提高患者发现，减少诊断延迟与结核分枝杆菌的传播。

资料来源： 常规监测

收集频度： 必要时

19.2 肺结核患者接受自我管理手册的比例

定义： 指某一地区，在一定时期内，治疗前接受自我管理手册肺结核患者占接受治疗肺结核患者的比例。

公式：

$$\begin{matrix}\text{肺结核患者接}\\\text{受自我管理手}\\\text{册的比例}\end{matrix} = \frac{\text{接受自我管理手册的肺结核患者数}}{\text{接受治疗的肺结核患者数}} \times 100\%$$

指标评价： 评价登记的肺结核患者接受自我管理手册的情况。此指标反映了当地肺结核患者采用自我管理手册进行治疗管理工作的开展情况。肺结核患者治疗前接受自我管理手册的比例较高，有助于提高患者治疗的顺应性，减少中断和间断治疗的发生，提高成功治疗率，减少耐药病例的发生。

资料来源： 专题调查

收集频度： 必要时

19.3 通过微信结核病知识传播率

定义： 指某一地区，在一定时期内，通过微信传播结核病知识人数占人口的比例。

公式:

$$\frac{通过微信结核病}{知识传播率} = \frac{通过微信传播结核病知识人数}{辖区内人口数} \times 100\%$$

指标评价: 评价通过微信给大众传播结核病知识的情况。此指标反映了当地结核病健康教育工作的开展情况。大众通过微信接受健康教育的比例较高,有助于提高大众对结核病的警觉性,进而提高发现率,减少诊断延迟,减少结核分枝杆菌的传播。

资料来源: 专题调查

收集频度: 必要时

19.4 肺结核患者治疗前接受健康教育率

定义: 指某一地区,在一定时期内,治疗前接受健康教育肺结核患者占接受治疗肺结核患者的比例。

公式:

$$\frac{肺结核患者治疗前接受健康教育率}{} = \frac{接受治疗前健康教育的肺结核患者数}{接受治疗的肺结核患者数} \times 100\%$$

指标评价: 评价登记的肺结核患者接受治疗前健康教育的情况。此指标反映了当地肺结核患者治疗管理健康教育工作的开展情况。肺结核患者治疗前接受健康教育的比例较高,有助于提高患者治疗的顺应性,减少中断和间断治疗的发生,提高成功治疗率,减少耐药病例的发生。

资料来源: 专题调查

收集频度: 必要时

19.5《小手拉大手 致家长的一封信》发放率

定义: 指某一地区,在一定时期内,《小手拉大手 致家长的一封信》发放给学生数量占学生数量的比例。

公式:

$$《小手拉大手\ 致家长的一封信》发放率 = \frac{《小手拉大手\ 致家长的一封信》发放给学生数量}{应发放《小手拉大手\ 致家长的一封信》学生数} \times 100\%$$

指标评价：评价通过学生发放《小手拉大手 致家长的一封信》的情况。此指标反映了通过学生发放《小手拉大手 致家长的一封信》的情况，若学生发放的比例较高，有助于提高大众对结核病的警觉性，进而提高发现率，减少诊断延迟，减少结核分枝杆菌的传播。

资料来源：项目报表

收集频度：必要时

19.6《小手拉大手 致家长的一封信》家长回执回收率

定义：指某一地区，在一定时期内，《小手拉大手 致家长的一封信》回执回收数量占学生发放数量的比例。

公式：

$$《小手拉大手\ 致家长的一封信》回执回收率 = \frac{《小手拉大手\ 致家长的一封信》回执回收数量}{已发放《小手拉大手\ 致家长的一封信》的学生数} \times 100\%$$

指标评价：此指标反映了通过学生《小手拉大手 致家长的一封信》回执回收的情况。若通过学生《小手拉大手 致家长的一封信》回执回收率较高，有助于提高大众对结核病的警觉性，进而提高发现率，减少诊断延迟，减少结核分枝杆菌的传播。

资料来源：项目报表

收集频度：必要时

19.7 大众结核病防治核心知识知晓率

定义：指某地区，调查对象回答正确的结核病防治核心知识条目总数占全部调查对象需回答条目总数的比例。

公式：

$$大众结核病防治核心知识知晓率 = \frac{调查对象回答正确的结核病防治核心知识条目总数}{全部调查对象需回答的条目总数} \times 100\%$$

指标评价： 反映被调查人群对结核病防治知识的了解程度及健康促进的效果。用来评价健康促进工作的开展情况以及在当地是否达到预期目的。也可针对不同人群，如学生人群、流动人口等评价结核病防治核心知识知晓率。

资料来源： 专题调查

收集频度： 必要时

19.8 肺结核患者结核病防治核心知识知晓率

定义： 指某地区，一定时期内，调查肺结核患者回答正确的结核病防治核心知识条目总数占全部调查对象需回答条目总数的比例。

公式：

$$肺结核患者结核病防治核心知识知晓率 = \frac{所有调查肺结核患者回答正确的结核病防治核心知识条目总数}{全部调查对象需回答的条目总数} \times 100\%$$

指标评价： 反映肺结核患者对结核病防治知识的了解程度及健康促进的效果。用来评价肺结核患者健康促进工作的开展情况以及在当地是否达到预期目的和效果。也可针对不同人群，如学生人群、流动人口、老年人群等肺结核患者评价结核病防治核心知识知晓率。

资料来源： 专题调查

收集频度： 必要时

20. 感染控制

20.1 病原学阳性患者实施家庭紫外线灯消毒的比例

定义： 指某地区，一定时期内，辖区内登记的病原学阳性肺

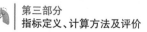
结核患者中实施家庭紫外线灯消毒的比例。

公式：

$$病原学阳性患者实施家庭紫外线灯消毒的比例 = \frac{实施家庭紫外线灯消毒病原学阳性患者数}{辖区内登记治疗的病原学阳性肺结核患者数} \times 100\%$$

指标评价： 评价某地区肺结核患者接受家庭紫外线灯消毒的情况。肺结核患者使用家庭紫外线灯消毒的比例较高，则说明该地区推动患者使用家庭紫外线灯消毒工作力度较大；如果较低，需要加强对患者宣教，说明关于使用家庭紫外线灯消毒的重要意义，降低家庭内结核分枝杆菌传播的风险。

资料来源： 项目报表

收集频度： 必要时

20.2 病原学阳性患者实施消毒片痰液消毒的比例

定义： 指某一地区，一定时期内，辖区内登记的肺结核患者中实施消毒片痰液消毒病原学阳性患者的比例。

公式：

$$病原学阳性患者实施消毒片痰液消毒的比例 = \frac{实施消毒片痰液消毒病原学阳性患者数}{辖区内登记治疗的病原学阳性肺结核患者数} \times 100\%$$

指标评价： 评价某地区肺结核患者家庭接受消毒片痰液消毒的情况。肺结核患者家庭使用消毒片痰液消毒的比例较高，则说明该地区患者对使用消毒片痰液消毒的意义理解得好；如果较低，主要说明患者的理解程度较差，要对患者说明使用消毒片痰液消毒的重要意义，切实降低家庭内结核分枝杆菌传播的风险。

资料来源： 项目报表

收集频度： 必要时

20.3 患者家庭成员中发生结核病的比例

定义：指在一定时期内，肺结核患者家庭成员中新发生肺结核病例的比例。

公式：

$$患者家庭成员中发生结核病的比例 = \frac{某时期内肺结核患者家庭内新发生结核病人数}{同时期内肺结核患者家庭内人口数} \times 100\%$$

指标评价：该指标是描述肺结核患者家庭内发生肺结核频率的一项测量指标，能够反映肺结核患者对家庭人群健康的影响，体现患者治疗管理感染控制质量。如发生比例较高，要认真分析并采取针对性措施。

资料来源：专题调查
收集频度：必要时

21. 疫情

21.1 估算肺结核发病率

定义：指在一定时期内，一定人群中新发生肺结核病例的频率。通常使用肺结核在大疫情系统中的漏报率和在结核病专报系统中的漏登率来进行估算。

公式：

$$肺结核发病率（1/10\,万） = \frac{某时期内某人群中结核病新发病例人数}{同时期内人口数} \times 10\,万$$

$$算法1：估算肺结核发病率（1/10\,万） = \frac{某时期内大疫情系统中肺结核报告发病率}{1-同时期内肺结核漏报率} \times 10\,万$$

$$肺结核漏报率 = \frac{某时期内未报告的肺结核病例数}{同时期内诊断的肺结核病例数} \times 100\%$$

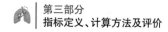
$$算法2：估算肺结核发病率（1/10万）=\frac{某时期内肺结核新登记率}{1-同时期内肺结核漏登率}×10万$$

$$肺结核漏登率=\frac{某时期内未登记的肺结核病例数}{同时期内诊断的肺结核病例数}×100\%$$

指标评价：该指标是描述肺结核发病频率的一项测量指标，能够反映肺结核对人群健康的影响。发病率较高，说明肺结核对人群健康影响较大，发病率较低说明肺结核对人群健康影响较小。

资料来源：专题调查

收集频度：必要时

21.2 肺结核患者报告发病率

定义：指在一定时期内，某一地区所有医疗卫生机构报告的肺结核患者数占该地区人口的比率。

公式：

$$肺结核患者报告发病率（1/10万）=\frac{某时期内所有医疗卫生机构报告的肺结核患者数}{同时期内该地区年平均人口数}×10万$$

指标评价：该指标能够反映国家、省（自治区、直辖市）、地（市）、县（区）在某一时段发现新发肺结核的数量，能够评价肺结核对人群的健康影响。同时，也反映一个地区医疗卫生机构诊断和报告肺结核患者的水平。如某地区报告发病率上升时，需慎重分析是疫情确有上升，还是仅为报告水平上升；反之，某地区报告发病率下降时，可能是疫情下降，也可能是报告水平下降。当监测信息报告系统很完善时，报告发病率可以代表发病率。

资料来源：常规监测

收集频度：每年一次

21.3 肺结核死亡率

定义：指某一地区，在某一时期因肺结核病死亡的人数占该地区年平均人口数的比率。

公式：

$$\frac{\text{肺结核患者死亡率}}{(1/10\text{万})} = \frac{\text{年内因肺结核死亡人数}}{\text{年平均人口数}} \times 10\text{万}$$

指标评价： 是评价肺结核对人群危害的重要指标。肺结核死亡率的降低在很大程度上取决于结核病的发现与治疗质量，即发现与治疗是降低肺结核死亡率的最有效措施。

资料来源： 专题调查（全国死因监测系统）

收集频度： 必要时

21.4 初治肺结核患者耐多药 / 利福平耐药率

定义： 表示一定地区，一定时期内，接受耐药检测的初治肺结核患者中，对利福平和异烟肼耐药或仅利福平耐药的患者所占的比例。

公式：

$$\frac{\text{初治肺结核患者耐}}{\text{多药 / 利福平耐药率}} = \frac{\begin{array}{c}\text{某时期内对利福平和异烟肼 / 或}\\ \text{仅利福平耐药的患者数}\end{array}}{\begin{array}{c}\text{同时期内该地区接受耐药检测}\\ \text{的初治患者数}\end{array}} \times 100\%$$

指标评价： 本指标评价初治肺结核患者中耐多药 / 利福平耐药率。初治肺结核患者中耐多药 / 利福平耐药率较高，说明本地区耐药患者发现和治疗管理工作较薄弱，耐药患者传播的风险较高，应该加强耐药患者的发现和治疗管理工作。

资料来源： 常规监测

收集频度： 每年一次

21.5 复治肺结核患者耐多药 / 利福平耐药率

定义： 表示一定地区，一定时期内，接受耐药检测的已经接受过抗结核治疗的肺结核患者中，对利福平和异烟肼耐药或仅利福平耐药的患者所占的比例。

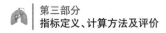
公式：

$$复治肺结核患者耐多药/利福平耐药率 = \frac{某时期内对利福平和异烟肼或仅利福平耐药的患者数}{同时期内该地区接受耐药检测的复治患者数} \times 100\%$$

指标评价：本指标评价已经接受过抗结核治疗肺结核患者中耐多药/利福平耐药率。已经接受过抗结核治疗肺结核患者中耐多药/利福平耐药率较高，说明本地区普通肺结核患者治疗管理工作较薄弱，形成耐药的风险较高，应该加强普通肺结核患者的治疗管理工作。

资料来源：常规监测

收集频度：每年一次

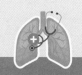

第四部分

评价指标的参考标准

　　评价指标的参考标准，主要来源于《中国结核病防治规划（2016—2020年）》以及国家卫生健康委、国家发展改革委、教育部、科技部、民政部、财政部、国家乡村振兴局、国家医保局联合制定的《遏制结核病行动计划（2019—2022年）》。针对上述文件中未涉及的其他指标，通过专家咨询方式确定。

　　本指标体系中的各指标的具体参考标准，详见附件《普通肺结核患者健康管理服务质量监控与评价指标分级、收集频度、参考标准和数据来源一览表》。

附件

普通肺结核患者健康管理服务质量监控与评价指标分级、收集频度、参考标准和数据来源一览表

评价内容	指标	指标级别			参考标准	收集频度	数据来源
		关键	主要	一般			
1. 政策制定	1.1 下发免费检查和治疗政策县（区）的比例		√		100%	必要时	专题调查
	1.2 制定基层医务人员激励政策县（区）的比例		√		100%	必要时	专题调查
	1.3 将肺结核纳入门诊慢/特病报销县（区）的比例		√		100%	必要时	专题调查
	1.4 肺结核患者住院报销比例达到70%县（区）的比例			√	100%	必要时	专题调查
2. 经费投入	2.1 结核病防治总经费人均投入			√	无	每年一次	专题调查
	2.2 中央、省和地市对本县（区）结核病防治经费人均投入			√	无	每年一次	专题调查
	2.3 本县（区）财政结核病防治经费人均投入		√		至少0.5元	每年一次	常规监测
3. 机构和实验室检测能力	3.1 县（区）肺结核患者诊治单位类型的构成比			√	无	必要时	常规监测
	3.2 开展痰涂片检查县（区）实验室的比例	√			100%	每年一次	常规监测
	3.3 开展分子生物学检测县（区）实验室的比例	√			100%	每年一次	常规监测
4. 制订技术规范	4.1 制订/转发技术规范县（区）的比例		√		100%	必要时	专题调查

续表

评价内容	指标	指标级别			参考标准	收集频度	数据来源
		关键	主要	一般			
5. 人员及培训	5.1 县（区）疾控机构每10万人口结核病防治人员的数量		√		1人	每年一次	专题调查
	5.2 县（区）定点医疗机构每10万人口结核病防治人员的数量		√		3人	每年一次	专题调查
	5.3 乡镇卫生院/社区卫生服务中心每万人口结核病防治人员的数量			√	1人	每年一次	专题调查
	5.4 村卫生室/社区卫生服务站每千人口结核病防治人员的数量			√	1人	每年一次	专题调查
	5.5 县（区）疾控机构人员接受培训率			√	100%	每年一次	常规监测
	5.6 县（区）定点医疗机构人员接受培训率			√	100%	每年一次	常规监测
	5.7 乡镇卫生院/社区卫生服务中心医生接受培训率	√			100%	每年一次	常规监测
	5.8 村卫生室/社区卫生服务站人员接受培训率	√			100%	每年一次	常规监测
6. 督导考核	6.1 对结核病定点医疗机构督导计划完成率		√		100%	每年一次	专题调查
	6.2 对结核病定点医疗机构考核完成率			√	100%	每年一次	专题调查
	6.3 对基层医疗卫生机构督导计划完成率		√		100%	每年一次	常规监测
	6.4 对基层医疗卫生机构考核完成率			√	100%	每年一次	专题调查
	6.5 建立定期考核机制县（区）的比例			√	100%	必要时	专题调查

续表

评价内容	指标	指标级别			参考标准	收集频度	数据来源
		关键	主要	一般			
7. 基层推介	7.1 基层推介肺结核可疑症状者到位率	✓			≥95%	每季度	项目报表
	7.2 基层推介肺结核可疑症状者到位检查率		✓		≥85%	每季度	项目报表
	7.3 基层推介肺结核可疑症状者肺结核检出率			✓	无	每季度	项目报表
	7.4 基层推介诊断的肺结核占登记肺结核患者的比例			✓	无	每年一次	常规监测
8. 主动筛查	8.1 病原学阳性密切接触者症状筛查率	✓			≥95%	每年一次	常规监测
	8.2 有症状病原学阳性密切接触者接受结核病检查率		✓		≥95%	每年一次	常规监测
	8.3 有症状病原学阳性密切接触者肺结核检出率			✓	无	每年一次	常规监测
	8.4 密接筛查诊断的肺结核占登记肺结核患者的比例			✓	无	每年一次	常规监测
	8.5 老年人肺结核可疑症状筛查率	✓			≥90%	每年一次	常规监测
	8.6 有肺结核可疑症状的老年人接受检查率		✓		≥95%	每年一次	常规监测
	8.7 有肺结核可疑症状的老年人肺结核检出率			✓	无	每年一次	常规监测
	8.8 老年人筛查诊断的肺结核占登记肺结核患者的比例			✓	无	每年一次	常规监测
	8.9 糖尿病患者肺结核可疑症状筛查率	✓			≥90%	每年一次	常规监测

续表

评价内容	指标	指标级别			参考标准	收集频度	数据来源
		关键	主要	一般			
	8.10 有肺结核可疑症状的糖尿病患者接受检查率		√		≥95%	每年一次	常规监测
	8.11 有肺结核可疑症状的糖尿病患者肺结核检出率			√	无	每年一次	常规监测
	8.12 糖尿病患者筛查诊断的肺结核占登记肺结核患者的比例			√	无	每年一次	常规监测
	8.13 小学和非寄宿制初中入学新生肺结核可疑症状筛查率	√			≥90%	每年一次	项目报表
	8.14 小学和非寄宿制初中入学新生有肺结核可疑症状学生接受检查率		√		≥95%	每年一次	项目报表
8. 主动筛查	8.15 小学和非寄宿制初中有肺结核可疑症状入学新生肺结核检出率			√	无	每年一次	项目报表
	8.16 寄宿制初中和寄宿制高中入学新生结核菌素检查率	√			≥90%	每年一次	项目报表
	8.17 寄宿制初中和寄宿制高中入学新生结核菌素试验强阳性入学新生接受结核病检查率		√		≥95%	每年一次	项目报表
	8.18 寄宿制初中和寄宿制高中结核菌素试验强阳性入学新生肺结核检出率			√	无	每年一次	项目报表
	8.19 大学入学新生结核病体检检查率		√		≥90%	每年一次	项目报表

续表

评价内容	指标	指标级别			参考标准	收集频度	数据来源
		关键	主要	一般			
8. 主动筛查	8.20 大学入学新生肺结核检出率			√	无	每年一次	项目报表
	8.21 入学新生筛/检查诊断的肺结核占登记肺结核患者的比例			√	无	每年一次	项目报表
	8.22 HIV 感染者/AIDS 患者结核病检查率		√		≥90%	每年一次	常规监测
	8.23 HIV 感染者/AIDS 患者肺结核检出率			√	无	每年一次	常规监测
	8.24 HIV 感染者/AIDS 患者检查诊断的肺结核占登记肺结核患者的比例			√	无	每年一次	常规监测
9. 转诊追踪	9.1 报告肺结核患者和疑似患者转诊率			√	≥90%	每年一次	专项调查
	9.2 未到位患者追踪率			√	≥90%	每年一次	常规监测
	9.3 报告肺结核患者和疑似患者转诊到位率			√	≥90%	每年一次	专项调查
	9.4 未到位患者追踪到位率			√	≥90%	每年一次	常规监测
	9.5 报告肺结核患者和疑似患者的总体到位率	√			≥95%	每年一次	常规监测
	9.6 到位患者诊断为活动性肺结核的比例			√	无	每年一次	常规监测

续表

评价内容	指标	指标级别			参考标准	收集频度	数据来源
		关键	主要	一般			
10. 初诊情况	10.1 门诊初诊人数占全人口数的比例			√	3‰左右	每年一次	常规监测
	10.2 初诊患者确诊为肺结核患者比例			√	无	每年一次	常规监测
	10.3 活动性肺结核患者来源构成比			√	无	每年一次	常规监测
11. 实验室检查	11.1 痰涂片检查的盲法复检覆盖率		√		100%	每年一次	常规监测
	11.2 痰涂片检查盲法复检不合格实验室的比例		√		0	每年一次	常规监测
	11.3 初诊患者痰标本合格率		√		≥90%	每年一次	专题调查
	11.4 初诊患者痰涂片检测率		√		≥90%	每年一次	常规监测
	11.5 初诊患者免费痰涂片检查率			√	100%	每年一次	专题调查
	11.6 活动性肺结核患者痰分子生物学检测率	√			≥90%	每年一次	常规监测
	11.7 涂阴肺结核患者痰分子生物学检测率	√			≥90%	每年一次	常规监测
	11.8 活动性肺结核患者病原学阳性率	√			≥50%	每年一次	常规监测
	11.9 活动性肺结核患者痰涂片检查阳性率			√	≥35%	每年一次	常规监测
	11.10 活动性肺结核患者分子生物学检测阳性率			√	≥50%	每年一次	常规监测
	11.11 涂阴肺结核患者分子生物学检查阳性率	√			≥25%	每年一次	常规监测

续表

评价内容	指标	指标级别			参考标准	收集频度	数据来源
		关键	主要	一般			
12. 诊断	12.1 初诊患者胸部 X 线摄影检查率			✓	100%	每年一次	常规监测
	12.2 初诊患者免费胸部 X 线摄影检查率			✓	100%	必要时	专题调查
	12.3 病原学阴性肺结核诊断小组组建率			✓	100%	必要时	专题调查
	12.4 病原学阴性患者经诊断小组诊断率			✓	100%	必要时	专题调查
	12.5 病原学阴性肺结核规范诊断比例		✓		≥90%	必要时	专题调查
13. 登记与报告	13.1 发现的活动性肺结核患者漏登记率			✓	<5%	必要时	专题调查
	13.2 肺结核患者和疑似肺结核患者报告率			✓	≥95%	必要时	专题调查
	13.3 登记活动性肺结核数量年递降（增）率			✓	±4%（参考值）	每年一次	常规监测
	13.4 肺结核患者发现率			✓	≥90%	必要时	常规监测/专题调查
	13.5 肺结核患者从出现症状到确诊的时间间隔中位数			✓	<14 天	每年一次	常规监测
	13.6 单纯结核性胸膜炎患者占登记肺结核患者的比例			✓	<5%	每年一次	常规监测
	13.7 非户籍肺结核患者占当地登记患者的比例			✓	无	每年一次	常规监测
	13.8 老年肺结核患者占登记肺结核患者的比例			✓	25%左右	每年一次	常规监测

续表

评价内容	指标	指标级别			参考标准	收集频度	数据来源
		关键	主要	一般			
14. 治疗前评估与方案制定	14.1 病原学阳性患者抗结核药物敏感性检测率		✓		≥90%	每年一次	常规监测
	14.2 利福平敏感患者的比例			✓	≥40%	每年一次	常规监测
	14.3 利福平耐药未知患者的比例			✓	<60%	每年一次	常规监测
	14.4 复治患者占肺结核患者的比例			✓	<10%	每年一次	常规监测
	14.5 治疗前肝功能检测率			✓	≥90%	必要时	专题调查
	14.6 治疗前肾功能检测率			✓	≥90%	必要时	专题调查
	14.7 治疗前血常规检测率			✓	≥90%	必要时	专题调查
	14.8 咯血发生率			✓	无	必要时	专题调查
	14.9 气胸发生率			✓	无	必要时	专题调查
	14.10 心功能不全发生率			✓	无	必要时	专题调查
	14.11 合并糖尿病患者的比例			✓	无	每年一次	专题调查
	14.12 合并硅沉着病患者的比例			✓	无	每年一次	专题调查
	14.13 合并HIV/AIDS患者的比例			✓	无	每年一次	专题调查
	14.14 合并结核性胸膜炎患者的比例			✓	无	每年一次	专题调查
	14.15 合并肺外结核患者的比例			✓	无	每年一次	专题调查
	14.16 接受非医疗干预服务患者的比例	✓			≥95%	必要时	专题调查

续表

评价内容	指标	关键	主要	一般	参考标准	收集频度	数据来源
15. 接受治疗及检查	15.1 肺结核患者接受治疗率	√			≥95%	每年一次	常规监测
	15.2 肺结核患者在县（区）级定点医疗机构接受治疗的比例			√	≥80%	每年一次	常规监测
	15.3 实施标准/合理治疗方案患者的比例		√		100%	必要时	专题调查
	15.4 抗结核固定剂量复合制剂使用率			√	≥80%	必要时	专题调查
	15.5 实施住院治疗患者的比例	√			<30%	必要时	专题调查
	15.6 二线抗结核药物不合理使用率		√		0	必要时	专题调查
	15.7 治疗2个月末、5个月末和疗程结束时查痰率			√	≥90%	每年一次	常规监测
	15.8 在治疗2个月末和疗程结束时胸部影像学检查率			√	≥95%	每年一次	专题调查
	15.9 治疗期间血常规检查率			√	≥95%	必要时	专题调查
	15.10 治疗期间肝功能检测率			√	≥95%	必要时	专题调查
	15.11 治疗期间肾功能检查率			√	≥95%	必要时	专题调查
	15.12 治疗期间视力视野检查率			√	≥95%	必要时	专题调查
	15.13 病原学阳性患者治疗2个月末痰菌阴性率			√	≥80%	每年一次	常规监测

续表

评价内容	指标	指标级别			参考标准	收集频度	数据来源
		关键	主要	一般			
16. 优惠政策落实	16.1 门诊治疗患者享受门诊慢/特病等医疗保险政策的比例	✓			100%	必要时	专题调查
	16.2 住院患者享受结核病特殊报销政策的比例			✓	100%	必要时	专题调查
	16.3 患者免费抗结核药物使用率			✓	100%	必要时	专题调查
	16.4 治疗期间免费痰涂片检查率			✓	≥95%	必要时	专题调查
	16.5 治疗 2 个月末和疗程结束时免费胸部 X 线摄影检查率			✓	≥95%	必要时	专题调查
	16.6 住院费用不同支付来源的构成比(含自付比例)	✓			其中自付比例<30%	必要时	专题调查
	16.7 次均住院费用			✓	无	必要时	专题调查
	16.8 门诊全程治疗费用不同支付来源的构成比(含自付比例)	✓			其中自付比例<30%	必要时	专题调查
	16.9 次均门诊费用			✓	无	必要时	专题调查
	16.10 全程治疗费用不同支付来源的构成比(含自付比例)	✓			其中自付比例<30%	必要时	专题调查
	16.11 患者因结核病诊疗导致家庭灾难性支出的比例		✓		0	必要时	专题调查

续表

评价内容	指标	指标级别			参考标准	收集频度	数据来源
		关键	主要	一般			
17. 治疗管理	17.1 跨区域肺结核患者到位信息反馈率			√	≥80%	每年一次	常规监测
	17.2 跨区域肺结核患者到位率			√	≥80%	每年一次	常规监测
	17.3 跨区域肺结核患者转出比例			√	无	每年一次	常规监测
	17.4 患者电子药盒督导服药使用率	√			≥20%	每年一次	项目报表
	17.5 患者微信督导服药使用率	√			≥60%	每年一次	项目报表
	17.6 基层人员第一次入户访视率			√	≥90%	每年一次	常规监测
	17.7 基层医务人员采用微信督导管理率			√	≥90%	每年一次	专题调查
	17.8 患者规则服药率	√			≥90%	每年一次	常规监测
	17.9 患者规范管理率	√			≥90%	每年一次	项目报表
	17.10 活动性肺结核患者成功治疗率	√			≥90%	每年一次	常规监测
	17.11 病原学阳性患者治愈率		√		≥90%	每年一次	常规监测
	17.12 病原学阴性患者完成治疗率			√	≥90%	每年一次	常规监测
	17.13 活动性肺结核患者因结核病的病死率			√	<5%	每年一次	常规监测
	17.14 活动性肺结核患者失败率			√	<5%	每年一次	常规监测
	17.15 活动性肺结核患者失访率			√	<5%	每年一次	常规监测

续表

评价内容	指标	指标级别			参考标准	收集频度	数据来源
		关键	主要	一般			
18. 信息管理与利用	18.1 报告信息及时率			√	≥99%	每年一次	常规监测
	18.2 报告信息完整率			√	≥99%	每年一次	常规监测
	18.3 病案记录与监测系统的一致率		√		≥99%	必要时	专题调查
	18.4 进行季度信息通报的比例			√	≥90%	必要时	专题调查
	18.5 村级医生上传患者管理信息的比例		√		≥90%	必要时	专题调查
19. 健康教育	19.1 发放结核病健康教育材料人均份数			√	无	必要时	常规监测
	19.2 肺结核患者接受自我管理手册的比例			√	≥95%	必要时	项目报表
	19.3 通过微信结核病知识传播率			√	无	必要时	专题调查
	19.4 肺结核患者治疗前接受健康教育率			√	≥90%	必要时	专题调查
	19.5 《小手拉大手 致家长的一封信》发放率			√	≥90%	必要时	项目报表
	19.6 《小手拉大手 致家长的一封信》家长回执回收率	√			≥90%	必要时	项目报表
	19.7 大众结核病防治核心知识知晓率			√	≥85%	必要时	专题调查
	19.8 肺结核患者结核病防治核心知识知晓率			√	≥90%	必要时	专题调查

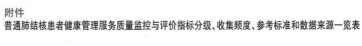

续表

评价内容	指标	指标级别			参考标准	收集频度	数据来源
		关键	主要	一般			
20. 感染控制	20.1 病原学阳性患者实施家庭紫外线灯消毒的比例	√			≥90%	必要时	项目报表
	20.2 病原学阳性患者实施消毒片痰液消毒的比例	√			≥90%	必要时	项目报表
	20.3 患者家庭成员中发生结核病的比例			√	无	必要时	专题调查
21.疫情（根据当地的疫情情况确定具体指标）	21.1 估算肺结核发病率		√		无	必要时	专题调查
	21.2 肺结核患者报告发病率		√		年增减5%	每年一次	常规监测
	21.3 肺结核死亡率			√	<3/10万	必要时	专题调查
	21.4 初治肺结核患者耐多药/利福平耐药率		√		<8%	每年一次	常规监测
	21.5 复治肺结核患者耐多药/利福平耐药率		√		<25%	每年一次	常规监测

08